B. Stier, G. Schweintzger

Sonografie in der Kinder- und Jugendgynäkologie

Diese Monografie widmen wir unserem Freund und Seminarleiter von Sonokolleg®, Herrn Dr. med. habil. Eberhard Leidig. Seinem unermüdlichen Engagement, seiner Zielstrebigkeit und Begeisterung sowie seiner herausragenden Seminarleitung ist es zu verdanken, dass wir seit nunmehr 30 Jahren unseren reichen Erfahrungsschatz in sonografischer Lehre weitergeben konnten. Ein besonderes Geschenk aber ist unsere so lange währende tiefe Freundschaft.

„Man sieht nur, was man weiß."

Johann Wolfgang von Goethe

Bernhard Stier, Gerolf Schweintzger

Sonografie in der Kinder- und Jugendgynäkologie

Für Pädiater, Hausärzte und Gynäkologen

1. Auflage

ELSEVIER

Elsevier GmbH, Hackerbrücke 6, 80335 München, Deutschland
Wir freuen uns über Ihr Feedback und Ihre Anregungen an books.cs.muc@elsevier.com

ISBN 978-3-437-15430-0
eISBN 978-3-437-06139-4

1. Auflage 2019

Wichtiger Hinweis für den Benutzer
Ärzte/Praktiker und Forscher müssen sich bei der Bewertung und Anwendung aller hier beschriebenen Informationen, Methoden, Wirkstoffe oder Experimente stets auf ihre eigenen Erfahrungen und Kenntnisse verlassen. Bedingt durch den schnellen Wissenszuwachs insbesondere in den medizinischen Wissenschaften sollte eine unabhängige Überprüfung von Diagnosen und Arzneimitteldosierungen erfolgen. Im größtmöglichen Umfang des Gesetzes wird von Elsevier, den Autoren, Redakteuren oder Beitragenden keinerlei Haftung in Bezug auf jegliche Verletzung und/oder Schäden an Personen oder Eigentum, im Rahmen von Produkthaftung, Fahrlässigkeit oder anderweitig, übernommen. Dies gilt gleichermaßen für jegliche Anwendung oder Bedienung der in diesem Werk aufgeführten Methoden, Produkte, Anweisungen oder Konzepte.

Für die Vollständigkeit und Auswahl der aufgeführten Medikamente übernimmt der Verlag keine Gewähr.
Geschützte Warennamen (Warenzeichen) werden in der Regel besonders kenntlich gemacht (®). Aus dem Fehlen eines solchen Hinweises kann jedoch nicht automatisch geschlossen werden, dass es sich um einen freien Warennamen handelt.

Bibliografische Information der Deutschen Nationalbibliothek
Die Deutsche Nationalbibliothek verzeichnet diese Publikation in der Deutschen Nationalbibliografie; detaillierte bibliografische Daten sind im Internet über http://www.d-nb.de/ abrufbar.

20 21 22 23 24 5 4 3 2 1

Um den Textfluss nicht zu stören, wurde bei Patienten und Berufsbezeichnungen die grammatikalisch maskuline Form gewählt. Selbstverständlich sind in diesen Fällen immer alle Geschlechter gemeint.

Planung: Uschi Jahn, München
Projektmanagement und Herstellung: Birgit Pietzsch, München
Redaktion: Dr. Antje Kronenberg, Gronau (Westf.)
Abbildungsrechtemanagement: Elisabeth Pilhofer, München; Petra Sneed, München
Satz: abavo GmbH, Buchloe
Druck und Bindung: Drukarnia Dimograf Sp. z o. o., Bielsko-Biała/Polen
Umschlaggestaltung: SpieszDesign, Neu-Ulm
Titelfotografien: B. Stier/G. Schweintzger, nexusby/stock.adobe.com, masson/stock.adobe.com, MAK/stock.adobe.com, dmitriisimakov/ stock.adobe.com

Aktuelle Informationen finden Sie im Internet unter **www.elsevier.de**

Vorwort

Grundlage dieser Monografie ist – neben unserer Klinik und Praxistätigkeit – auch unsere 30-jährige gemeinsame Tätigkeit in der sonografischen Aus- und Weiterbildung im Rahmen der Weiterbildungsinstitution „Sonokolleg“.

Alle Pädiaterinnnen und Pädiater, die sonografisch tätig sind, beurteilen bei der Ultraschalluntersuchung der ableitenden Harnwege auch die Blasenregion. Während die Untersuchung der Harnblase zum sonografischen Standard gehört, fällt dabei häufig eine Beurteilung des inneren weiblichen Genitale aus Mangel an Kenntnissen oder Expertise aus. Für viele Pädiaterinnen und Pädiater wird somit das innere weibliche Genitale zu einer „Black Box“ – zumindest sonografisch. Diese Monografie soll Licht und Wissen ins Dunkel bringen und damit zur Verbesserung der medizinischen Versorgung unserer Patientinnen beitragen.

Wir hoffen, damit auch das Interesse für die Kinder- und Jugendgynäkologie wecken und vermitteln zu können. Dies soll zur Erarbeitung und Verbreitung von Kenntnissen, Fertigkeiten und Fähigkeiten beitragen, nicht nur auf dem spannenden Gebiet der Sonografie.

Die Herausgeber danken besonders Frau Uschi Jahn und Frau Birgit Pietzsch sowie dem Elsevier-Verlag für das große Interesse und Engagement, diese Monografie umzusetzen. Herrn Dr. med. habil. Eberhard Leidig danken wir für seine Ermutigungen, sich der Herausforderung einer solchen Veröffentlichung zu stellen. Unser Dank gilt ebenso Herrn Dr. med. Detlef Grunert und Herrn Prof. Dr. med. Martin Schöning – ebenfalls Gründungsmitglieder von „Sonokolleg“ und uns sehr in Freundschaft verbunden. Frau Dr. med. Stephanie Lehmann-Kannt, Universitätsklinikum des Saarlandes in Homburg/Saar, und Herrn Dr. med. Thomas Kohn – Kinder-und Jugendarzt in Neu-Ulm, danken wir für die Überlassung von Bildmaterial.

Hamburg und Graz im April 2019
Bernhard Stier und Gerolf Schweintzger

Autoren

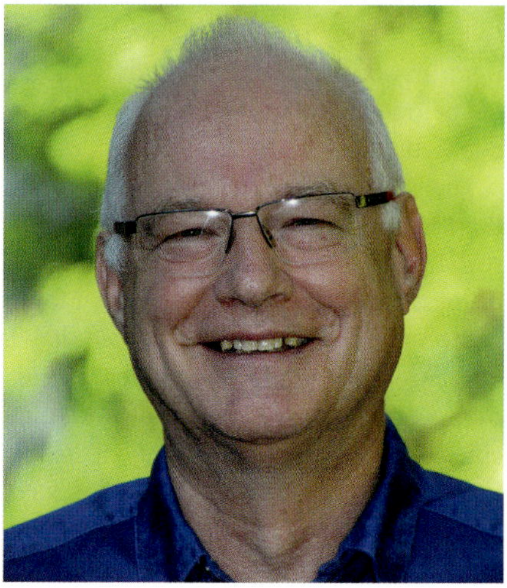

Dr. med. Bernhard Stier, Kinder- und Jugendarzt (www.jungenmedizin.de), ist seit 1992 DEGUM-Ausbilder, Gründungsmitglied der sonografischen Weiterbildungsinstitution „ Sonokolleg“ (www.sonokolleg.de / www.sonokolleg.at) und in dieser seither als Ausbilder tätig. Er war außerdem bis 2017 Mitglied der Sonokommission der KV-Hessen und Mitglied der Arbeitsgemeinschaft Kinder- und Jugendgynäkologie e. V.

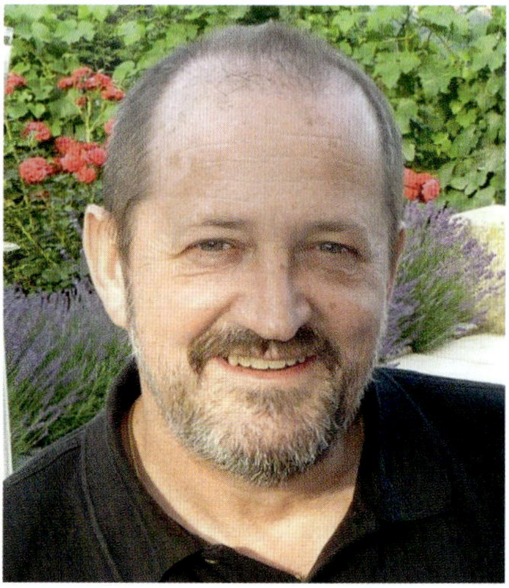

Dr. med. Gerolf Schweintzger, Facharzt für Kinder- und Jugendheilkunde, ist leitender Oberarzt der Abteilung für Kinder- und Jugendheilkunde am LKH Hochsteiermark/Leoben. Er ist ÖGUM-Kursleiter und DEGUM-Seminarleiter sowie Mitglied der Weiterbildungsinstitution „Sonokolleg“.

Abkürzungsverzeichnis

A., Aa.	Arteria, Arteriae
AFS	American Fertility Society
AGS	adrenogenitales Syndrom
ALARA	As Low As Reasonable Archievable
CAIS	Complete Androgen Insensitivity Syndrome
CT	Computertomografie
DGC	Depth Gain Compensation
DSD	Disorders of Sex Development
EBM	evidenzbasierte Medizin
GD	Geschlechtsdysphorie
GIS	Geschlechtsidentitätsstörung
ICD	International Classification of Diseases
MRKH	Mayer-Rokitansky-Küster-Hauser
MRT	Magnetresonanztomografie
PCOD	Polycystic Ovary Disease
PCOS	polyzystisches Ovar-Syndrom
SRY	Sex Determining Region of Y
TGC	Time Gain Compensation
V., Vv.	Vena, Venae
WHO	World Health Organization

Abbildungsverzeichnis

Der Verweis auf die jeweilige Abbildungsquelle befindet sich bei allen Abbildungen im Werk am Ende des Legendentextes in eckigen Klammern.

F705-013	Garten, L./et al.: Neonatale Ovarialzysten. In: Monatsschrift Kinderheilkunde. Volume 156, Issue 7. Springer Nature, Januar 2007.
F800-003	Imboden, S./et. al: Clinical Significance of 3D Ultrasound Compared to MRI in Uterine Malformations. In: Ultraschall in der Medizin – European Journal of Ultrasound. Volume 35, Issue 5. Georg Thieme Verlag, Januar 2014.
G834	Moreau de la Sarthe, J. L.: Histoire naturelle de la femme, suivie d'un traité d'hygiène, appliquée à son régime physique et moral aux différentes époques de la vie. L. Duprat, 1803.
G835	Stier, B./Weissenrieder, N.: Jugendmedizin. Springer, 1. Aufl. 2006.
H068-002	The American Fertility Society classifications of adnexal adhesions, distal tubal occlusion, tubal occlusion secondary to tubal ligation, tubal pregnancies, Müllerian anomalies and intrauterine adhesions. In: Fertility and Sterility. Volume 49, Issue 6, Pages 944–955. Elsevier, June 1988.
J787	Colourbox.com.
L141	Stefan Elsberger, Planegg.
L231	Stefan Dangl, München.
P569	Dr. Bernhard Stier, Hamburg/Dr. Gerolf Schweintzger, Leoben (Österreich).
T1043	Dr. Stephanie Lehmann-Kannt, Homburg/Saar.
T1048	Dr. Thomas Kohn, Neu-Ulm.
T1049	Dr. Eberhard Leidig, Rottenburg.
V492	abavo GmbH, Buchloe.

Inhaltsverzeichnis

KAPITEL

1 Einführung

Die Sonografie ist ein schmerzfreies, nichtinvasives und gut reproduzierbares diagnostisches Verfahren und hat daher auch in der Kinder- und Jugendgynäkologie einen hohen Stellenwert.

Die Ultraschalluntersuchung legt die Grundlagen für Diagnostik und nachfolgende Therapie. Da sie ohne Nebenwirkungen und wiederholt durchführbar ist, sollte sie in der medizinischen Betreuung von Kindern und Jugendlichen als unverzichtbares „Tool" genutzt werden.

Die (Trans-)Abdominalsonografie ist für die Darstellung des inneren weiblichen Genitale die Methode der Wahl. Die Sonografie sollte aber immer auch zur Visualisierung des Urogenitaltraktes (Nieren, Harnblase) genutzt werden!

Vor der Kohabitarche haben die transvaginale und auch die transrektale Sonografie keine Bedeutung. Sie finden daher hier keine weitere Erwähnung.

Merke

- Entwicklungsgeschichtlich besteht eine enge Beziehung zwischen dem inneren weiblichen Genitale und den ableitenden Harnwegen („Uro-Genitaltrakt").
- Eine transvaginale Sonografie sollte vor der Kohabitarche nicht durchgeführt werden.
- Die Sonografie kann wie alle bildgebenden Verfahren keine histologische Diagnose liefern.
- Viele sonografische Befunde sind typisch und ersparen weitere Untersuchungen.

KAPITEL

2 Grundsätzliches

2.1 Patientenvorbereitung

Die Untersuchung findet in Rückenlage statt. Die Harnblase ist das „Schallfenster“ und sollte zur besseren Visualisierung des Uterus, der Ovarien sowie des Douglas-Raums gut gefüllt sein (ggf. die Patientin etwas trinken lassen und die Untersuchung nach circa 30 min wiederholen).

Schallkopfwahl

Es sollten Sonden (Schallköpfe) mit möglichst hoher Auflösung eingesetzt werden.

Merke

Je höher die Frequenz, desto besser die Auflösung, aber desto geringer die Eindringtiefe.

Die Schallkopfwahl ist natürlich individuell anzupassen, da eine adipöse dreizehnjährige und eine extrem schlanke siebzehnjährige Patientin sich nicht miteinander vergleichen lassen.

Üblicherweise eignen sich ein sogenannter Curved-array- („Konvexschallkopf“) oder ein Sektorschallkopf für die Untersuchung. In der transabdominalen Sonografie hat der Curved-array-Schallkopf allerdings wegen der besseren Auflösung den klassischen Sektorschallkopf weitgehend abgelöst. Es handelt sich dabei um einen konvex gebogenen linearen Schallkopf mit bogiger Anordnung der Schallkristalle. Damit wird der Vorteil des Linearschallkopfes – nämlich die bessere Nahfeldauflösung – mit der Sektortechnologie kombiniert. Alle Schallköpfe und modernen Ultraschallgeräte sind heute außerdem mit der sogenannten Multifrequenztechnologie und vielen weiteren Bildoptimierungsfeatures ausgestattet, die Bilder und damit Befundungsmöglichkeiten ergeben, welche bis vor 10 Jahren unvorstellbar waren.

Je nach Hersteller wird derzeit ein breites Spektrum an Schallköpfen angeboten. Es würde den Rahmen dieses Manuals sprengen, auf diese technischen Details einzugehen.

2.2 Untersuchungstechnik

Bei der Einstellung des Ultraschallgerätes ist während der Untersuchung auf
- Bildausschnitt,
- Tiefenausgleich (TGC/DGC für Time oder Depth Gain Compensation),
- Fokuszone(n),
- Graustufenverstärkung,
- Bildauflösung (Frame Rate, Persistence, Tissue Harmonic Imaging)

zu achten. Näheres findet sich gut erklärt bei Grab et al. 2011 und unter https://www.thieme.de/statics/bilder/thieme/final/de/bilder/tw_gynaekologie-u-geburtshilfe/gyn_sonografie.pdf.

Zu Beginn der Untersuchung sollte man sich vergewissern, wo am Schallkopf bei vertikaler Einstellung kranial und kaudal angezeigt wird. Eine entsprechende Markierung am Schallkopf sollte mit der Markierung auf dem Bild am Monitor übereinstimmen.

Merke

Links auf dem Bildschirm ist beim Längsschnitt kranial!

Es sollte immer eine komplette Untersuchung nicht nur des inneren weiblichen Genitale (Ovarien, Uterus, Vagina und Retrovesikalraum), sondern auch der ableitenden Harnwege erfolgen (s. o.). Schon 1913 berichtete S. Rosenthal (Rosenthal 1913) über die kombinierten Nieren-Uterusfehlanlagen (➤ Abb. 2.1). Leider ist dies bis heute immer noch nicht hinreichend bekannt, wie eine Arbeit in der Zeitschrift Ultraschall in der Medizin 2012 zeigt (Hasenau et al. 2012): „*Ein Uterus bicornis zählt zu den häufigsten kongenitalen Uterusfehlbildungen, welcher aufgrund einer inkompletten Verschmelzung der Müllerschen Gänge in der Embryonalzeit entsteht. Studien zeigen, dass es hierbei gehäuft auch zu Fehlbildungen des ureterorenalen Systems kommt. So haben Mädchen mit einseitiger Nierenagenesie in bis zu 70% auch Genitalfehlbildungen …*"

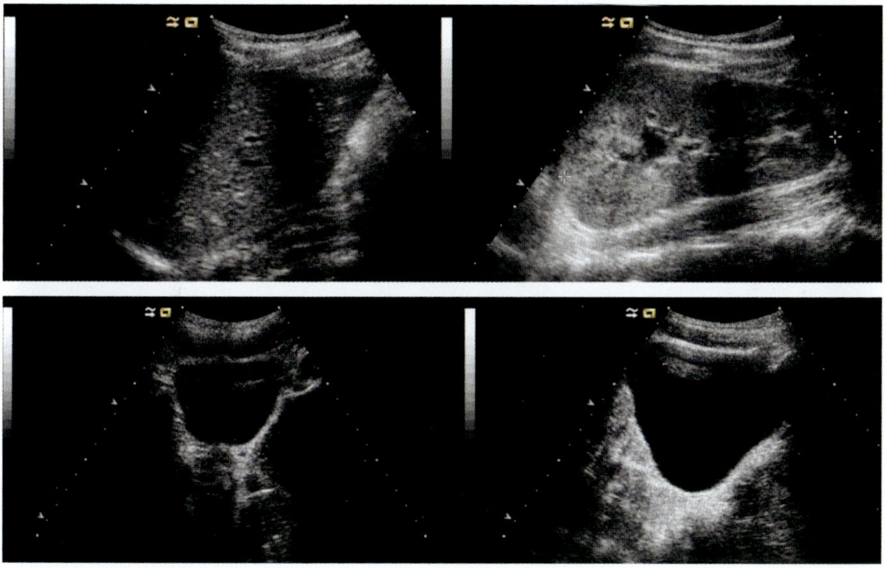

Abb. 2.1 Nierenagenesie links in Verbindung mit Mayer-Rokitansky-Küster-Hauser(MRKH)-Syndrom (hier fehlende Uterusanlage) [T1043]

2.3 Untersuchungsindikationen

Indikationen für eine Ultraschalluntersuchung in der Kinder- und Jugendgynäkologie können sein:

- Akutes Abdomen
- Fehlbildungen des äußeren Genitales/des Urogenitaltrakts
- Pubertas praecox/Pseudopubertas praecox
- Pubertas tarda
- Prämature Thelarche/Pubarche
- Hirsutismus
- Amenorrhoe
- Zyklusdiagnostik
- Gravidität
- Kontrolle intrauteriner Spiralen
- Entzündliche Erkrankungen im kleinen Becken
- Raumforderungen
- Leukämie
- Fluor vaginalis/vaginale Fremdkörper
- Intralabiale Raumforderungen
- …

2.4 Die sonografische Untersuchung des inneren weiblichen Genitale

Voraussetzung für eine aussagekräftige Untersuchung ist eine volle Blase. Die transvaginale Untersuchung, bei der die Blase leer sein sollte, ist in der Pädiatrie/Kinder- und Jugendgynäkologie ethisch problematisch und wird von den Autoren abgelehnt.

Untersuchungsbeginn

Es haben sich zwei praktische Vorgehensweisen etabliert:

Die Untersuchung beginnt – bei gut gefüllter Blase – mit einem Longitudinalschnitt in der Mittellinie über der Blase (➤ Abb. 2.2). Man sucht den Uterus auf, der im Corpusbereich von der Mittellinie abweichen kann. Dann kippt man den Schallkopf über dem Uterus nach rechts und nach links (Beurteilung im Longitudinalschnitt).

Zur Darstellung der Ovarien kippt man den in vertikaler Position über dem Uterus gehaltenen Schallkopf nach rechts bzw. links. Die Struktur, die der Blasenwand anliegend gefunden wird, stellt in der Regel das rechte bzw. linke Ovar dar (➤ Abb. 2.3). Als Leitgefäße dienen die Aa. bzw. Vv. iliacae internae (➤ Abb. 2.4, ➤ Abb. 2.5 und ➤ Abb. 2.6). Allerdings ist die Darstellung der Ovarien nicht immer möglich. Sie sind im Kindesalter oft durch Darm überdeckt.

Dann wird der Schallkopf gegen den Uhrzeigersinn über dem Uterus um 90 Grad gedreht und der Uterus im Transversalschnitt dargestellt (rundliche Form). Durch Kippen des Schallkopfes kraniokaudal („nach oben und unten") wird der Uterus in seiner ganzen Ausdehnung beurteilt (➤ Abb. 2.7). Im apikalen Bereich bekommt der Uterus „Ohren", die den Abgang der Adnexe darstellen.

Durch Kippen des Schallkopfes kraniokaudal (Synonym: Schwenken von oben nach unten) lassen sich die Ovarien im Transversalschnitt rechts und links des Uterus darstellen. Sie liegen häufig dorsal des Blasenbodens (➤ Abb. 2.4). Allerdings ist es nötig, eine Kipp-/Schwenkbewegung durch das gesamte kleine Becken durchzuführen, um diese Region möglichst vollständig zu beurteilen.

Die sonografische Darstellung der Tuba uterina gelingt im Kindesalter selten (➤ Abb. 2.8). Wenn sie sich darstellen lässt, sollte – im Zusammenhang mit entsprechender Anamnese und klinischem Befund – immer an eine Pathologie gedacht werden.

Die Untersuchung der Vagina erfolgt im Longitudinalschnitt (➤ Abb. 2.9) in der Mittellinie über der Blase und im Transversalschnitt (➤ Abb. 2.10). Sie erscheint longitudinal sonografisch als dreischichtiges Band:

- **Echoarm:** Muskulatur
- **Echoreich:** Impedanzsprung ins Lumen
- **Echoarm:** Muskulatur

Im Transversalschnitt liegt sie flach ovalär zwischen Blase und Rektum (ebenfalls dreischichtig). Zusätzlich sollte immer der Douglas-Raum – die Excavatio recto-uterina (Raum zwischen Uterus und Rektum) – mitbeurteilt werden.

Manche Autoren bevorzugen den Beginn mit einem Querschnitt, um so die Position des Uterus schnell erfassen zu können. Damit ist man im Bild, ob eine Dextro- oder Sinistropositio des Uterus vorliegt. Nach zusätzlicher Beurteilung der Ovarien im Querschnitt wird der Schallkopf im Uhrzeigersinn für die oben beschriebenen Longitudinalschnitte gedreht.

Das „Ausmessen" der Ovarien und des Uterus führt praktisch nie zu einer Befunderweiterung und hat keine klinische Relevanz.

Nicht die Messung ist entscheidend, sondern der Aspekt. Die Messung dient nur der Bestätigung dessen, was man sonografisch sieht! Auf die – meist sehr ungenauen und wenig reproduzierbaren – Messungen kann in der Regel verzichtet werden. Die Einschätzung des Uteruswachstums unter der Östrogenwirkung und die Strukturveränderung von Uterus und Ovarien sind die entscheidenden Beurteilungskriterien. Dabei ist immer auf eine gute Bilddokumentation Wert zu legen.

Merke

- „Wer viel misst, misst viel Mist."
- Von längs nach quer: „Nase zu Nase" (Nase des Patienten zu Nase des rechts neben dem Patienten sitzenden Untersuchers; das heißt gegen den Uhrzeigersinn).
- Und von quer nach längs: im Uhrzeigersinn zurück.

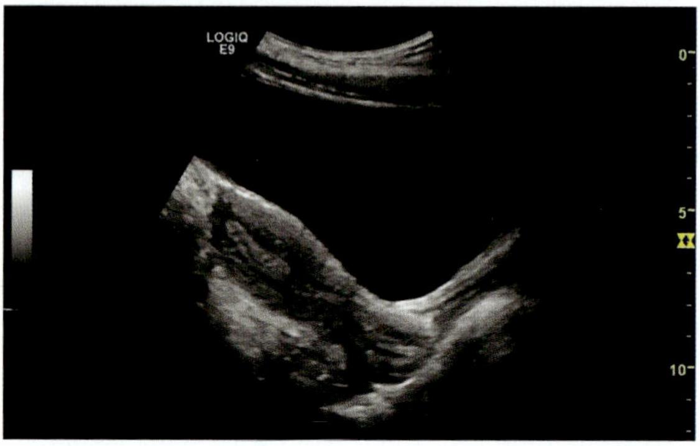

Abb. 2.2 Longitudinalschnitt über der Blase – Uterus Tanner-Stadium 5 [P569]

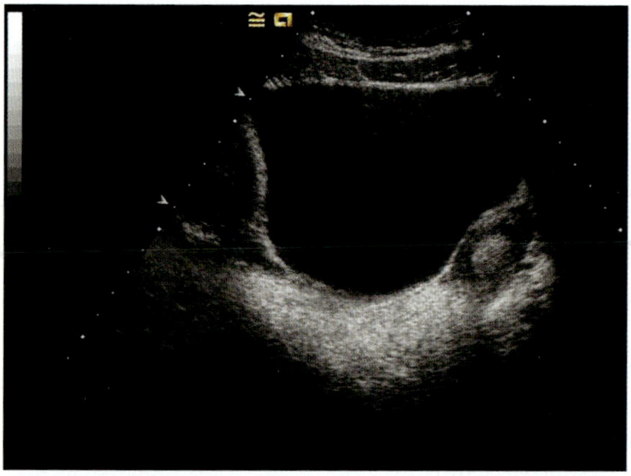

Abb. 2.3 Transversalschnitt über der Blase – Uterus mit deutlicher Differenzierung von Endometrium (echoreicher Binnenreflex) und Myometrium (echoärmerer Randsaum) quer (rechts im Bild) – typisch die Positionierung des Corpus uteri seitlich der Mittellinie (hier Sinistropositio) – andere Patientin als in ➢ Abb. 2.2! [P569]

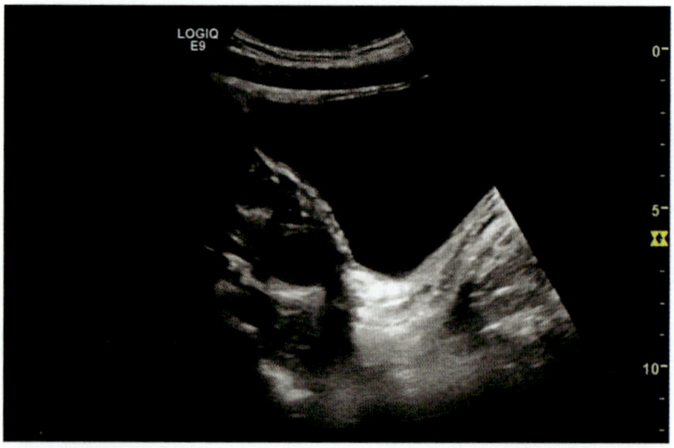

Abb. 2.4 Longitudinalschnitt über der Blase – stimuliertes Ovar im Longitudinalschnitt gemäß der Organachse [P569]

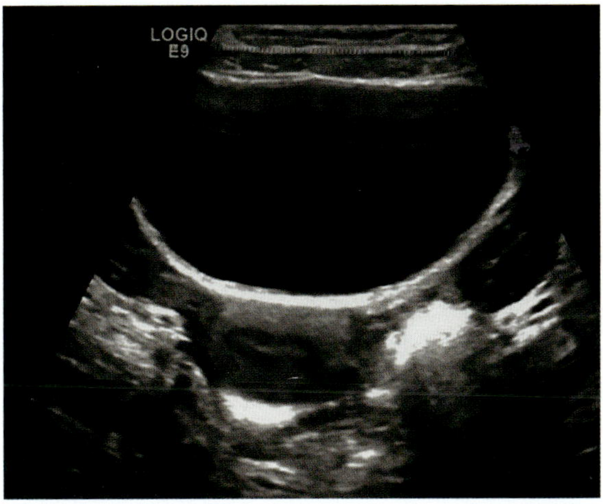

Abb. 2.5 Transversalschnitt über der Blase – rechts und links stimulierte Ovarien im Transversalschnitt gemäß der Organachse [P569]

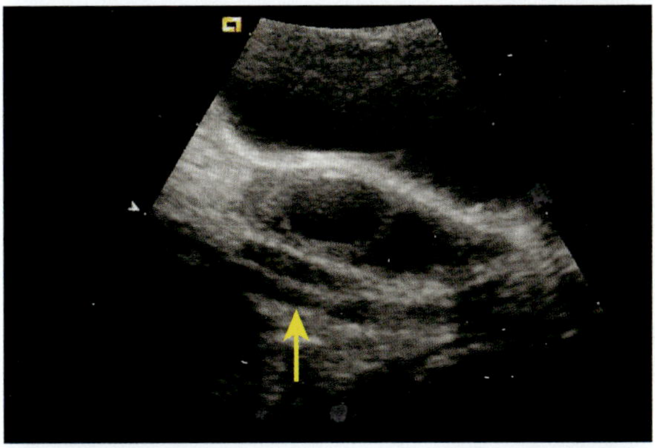

Abb. 2.6 Longitudinalschnitt rechtes Ovar – stimuliert – mit Darstellung der V. und A. iliaca interna als Leitgefäße (Pfeil) [T1048]

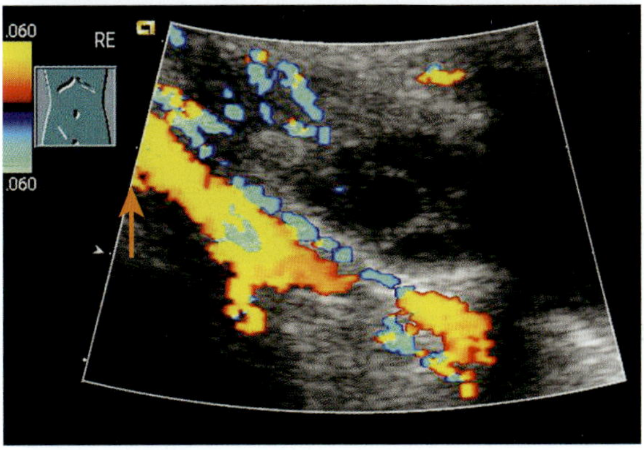

Abb. 2.7 Longitudinalschnitt rechtes Ovar – stimuliert – mit Farbdoppler-Darstellung der V. und A. iliaca interna (Pfeil) [T1048]

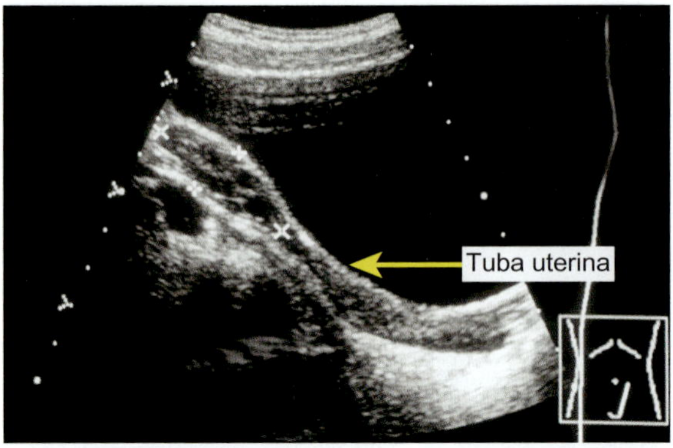

Abb. 2.8 Tuba uterina (mit Uterus und Ovar im Longitudinalschnitt) [P569]

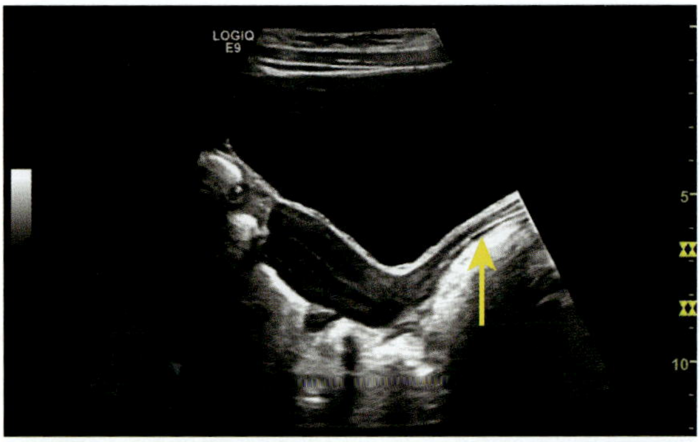

Abb. 2.9 Uterus und Vagina im Longitudinalschnitt über der Blase – echoreicher zentraler Reflex in der Vagina (Pfeil) = Impedanzsprung von der Wandung ins Cavum (kein Schleimhautreflex) [P569]

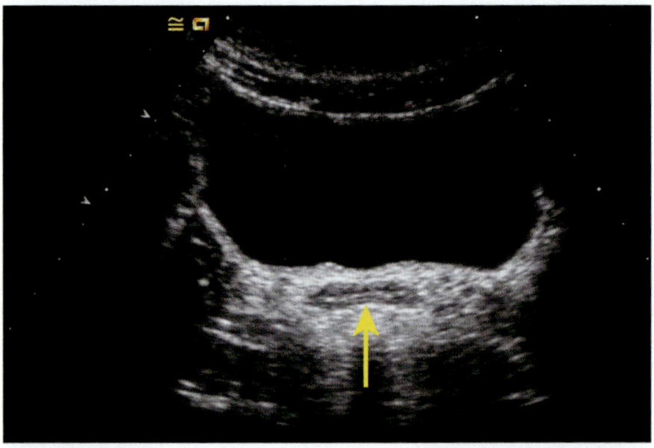

Abb. 2.10 Transversalschnitt über der Blase – Vagina im Transversalschnitt (Pfeil) [P569]

KAPITEL

3 Neugeborenenperiode

Der Uterus eines Neugeborenen unterscheidet sich weniger von Größe und Struktur als vielmehr von der Form vom Uterus einer Nullipara (➤ Abb. 3.1). Er ist deutlich zervixbetont gegenüber dem corpusbetonten Uterus der Nullipara. So beträgt das Zervix:Corpus-Verhältnis ungefähr 1,7:1 und entwickelt sich nach einer hormonellen Ruhephase in der Pubertät zum umgekehrten Verhältnis von ungefähr 1:1,7 (Zervix:Corpus). Ein Lumen bzw. Endometrium kann beim Uterus des Neugeborenen ebenso wie beim Uterus einer Nullipara häufig dargestellt werden (mütterlich bedingte hormonelle Stimulation).

Die Ovarien zeigen sonografisch fast immer größere Zysten als Zeichen hormoneller Stimulation (siehe neonatale Ovarialzysten).

Merke

Das Ovar ist ein multizystisches Organ!

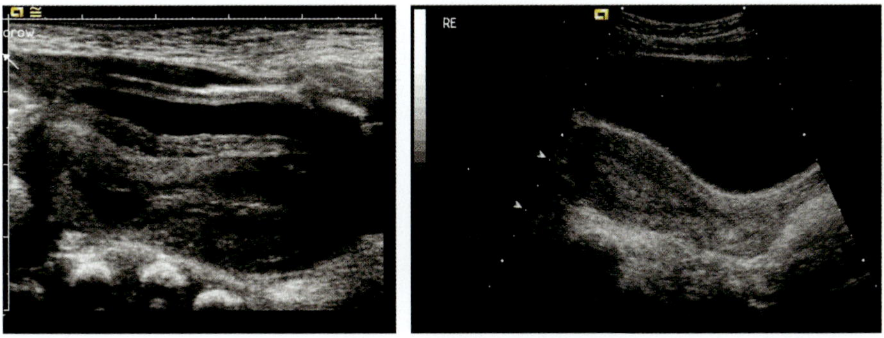

Abb. 3.1 Rechts: Uterus einer Nullipara (Uterus Tanner-Stadium 5); links: Uterus eines Neugeborenen [P569]

KAPITEL

4 Pubertätsentwicklung

Der durch die mütterliche hormonelle Stimulation geformte Uterus der Neugeborenenperiode involutiert im 1. Lebensjahr (in der Regel innerhalb des 1. Halbjahres) und bekommt sonografisch eine einer Peperoni ähnliche Form. Zervix und Corpus lassen sich nicht mehr differenzieren. Das Endometrium lässt sich vom Myometrium ebenso nicht unterscheiden. Ein echoreicher Binnenreflex ist in dieser hormonellen Ruheperiode auf den Impedanzsprung von der Muskulatur (Myometrium) ins Lumen des Uterus und zurück ins Myometrium zu erklären (**kein** Schleimhautreflex!).

Die Dauer der hormonellen Ruheperiode richtet sich nach dem individuellen Pubertätseintritt (in der Regel zwischen dem 8. und 13,5. Lebensjahr). Mit dem Eintritt in die Pubertät erfahren Uterus und Ovarien entscheidende Veränderungen, die sich sonografisch sehr gut mit den Tanner-Stadien korrelieren lassen. Der Uterus ist ein hormonelles Erfolgsorgan und gibt sehr gut die hormonelle Entwicklung durch eine Veränderung in Größe, Form, Struktur und Echogenität wieder. Diese Veränderungen lassen sich daher auch gemäß Tanner definieren, wobei der Übergang der einzelnen Stadien naturgemäß fließend ist (➤ Abb. 4.1, ➤ Abb. 4.2, ➤ Abb. 4.3, ➤ Abb. 4.4, ➤ Abb. 4.5: der Uterus im Wandel der pubertären Entwicklung, korreliert mit den Tanner-Stadien. Die Beschreibung erfolgt im Wesentlichen im Longitudinalschnitt, da der Transversalschnitt diesbezüglich nicht so aussagekräftig ist.) Unter hormonellem Einfluss wächst der Uterus vor allem im Corpusbereich und es kommt im Verlauf zum Corpus:Zervix-Verhältnis von ungefähr 1,7:1.

Merke

Die grundsätzliche Frage lautet:

Klinische und sonografische Untersuchung: Stimmt das, was ich in vivo an körperlicher Entwicklung sehe, mit dem überein, was ich sonografisch darstelle?

Bei einer prämaturen Thelarche befindet sich der Uterus im hormonellen Ruhestadium, während eine Pubertas praecox vera einen Uterus in hormoneller Entwicklung aufweist – allerdings in einem Alter, in dem noch nicht mit dem Pubertätsbeginn zu rechnen ist.

Bei den **Ovarien** hingegen ergibt sich nur die Frage: hormonell stimuliert oder nicht stimuliert (präpubertär – hormonelle Ruhephase)? Hierüber entscheiden die Größe der Zysten und das Verhältnis des ovariellen Stromas zu den Zysten (s. a. ➤ Kap. 7). In der hormonellen Ruhephase sind sie relativ echoarm mit mehreren kleinen Zysten (Follikelzysten). Unter der Östrogenisierung entwickeln sich dann eine bis mehrere größere Follikelzysten (➤ Abb. 4.6).

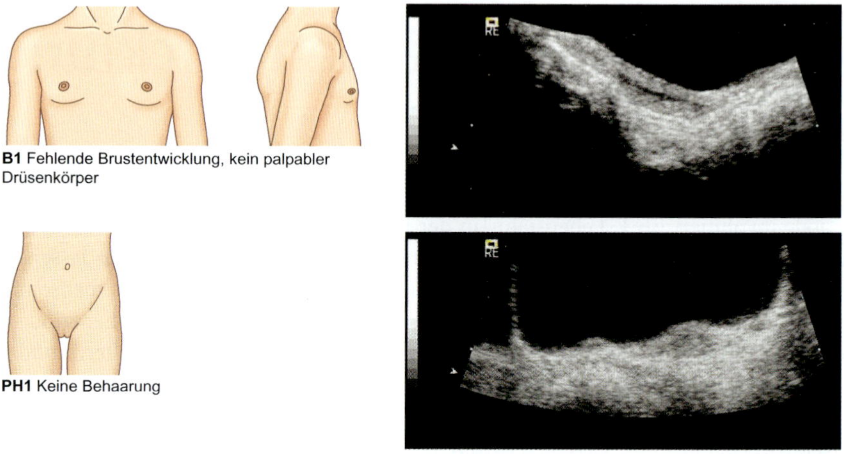

Abb. 4.1 Longitudinalschnitt: Der Uterus findet sich als homogenes längliches Gebilde unterhalb der Blase. Keine Differenzierung zwischen Zervix und Corpus sowie Endometrium und Myometrium. Transversalschnitt: ovaläre Form (Tubenabgänge) [L141/L231/P569]

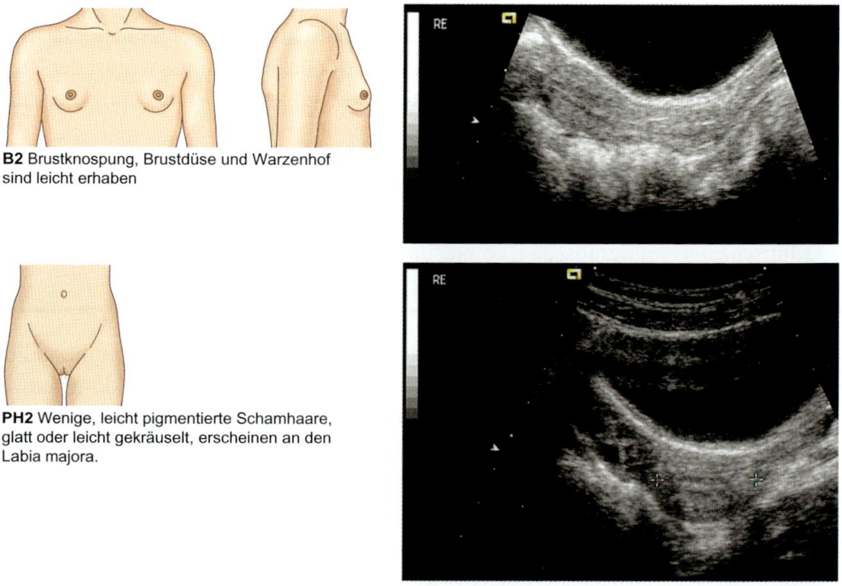

Abb. 4.2 Longitudinalschnitt: Der Uterus zeigt ein beginnendes Wachstum im Corpusbereich. Der dezente echoreiche Binnenreflex entspricht dem Impedanzsprung von der Wand ins Cavum und wieder zur Wand. Transversalschnitt: ovalär (Tubenabgänge angedeutet); daneben das hormonell stimulierte Ovar [L141/L231/P569]

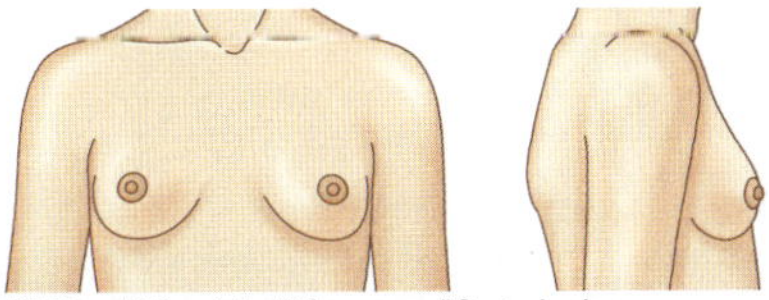

B3 Brustdrüse ist stärker vergrößert als der Warzenkopf

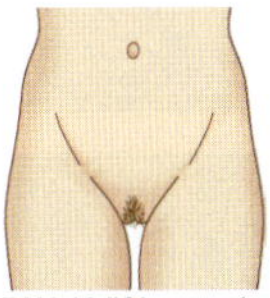

PH3 Kräftigere, dunklere und stärker gekräuselte Behaarung von umschriebener Ausdehnung

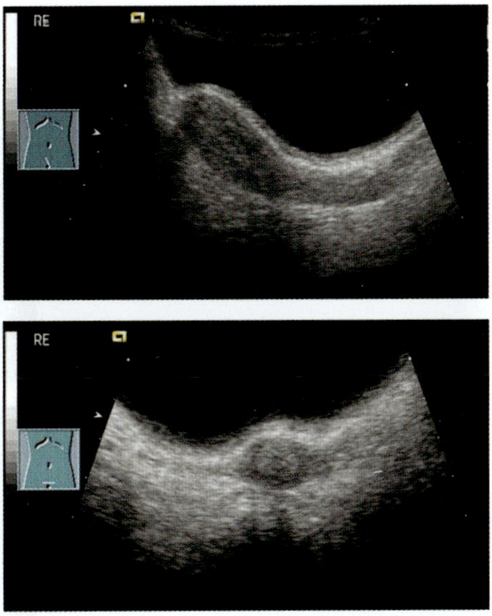

Abb. 4.3 Longitudinalschnitt: Der Uterus zeigt weiterhin Wachstum im Corpusbereich. Corpus und Zervix lassen sich unscharf voneinander abgrenzen. Die echoreiche Zone im Zentrum entspricht dem Endometriumreflex. Transversalschnitt: ovalär mit Endometriumreflex [L141/L231/P569]

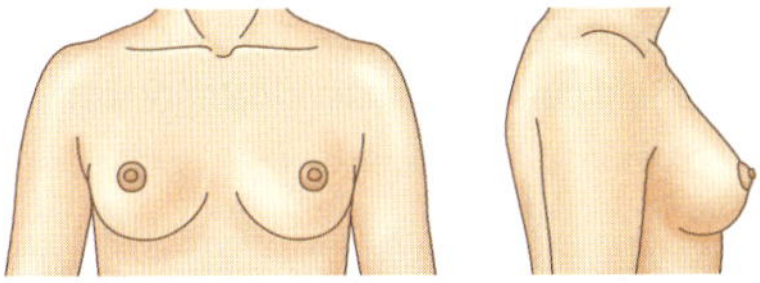

B4 Die Drüse im Warzenhofbereich hebt sich mit einer Kontur vom übrigen Anteil der Brust ab

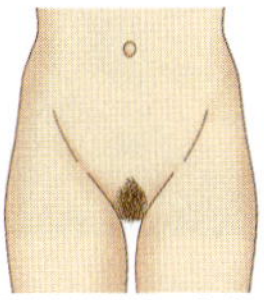

PH4 Kräftige Behaarung, wie bei Erwachsenen, aber geringere Ausdehung. Kein Übergang auf die Oberschenkel

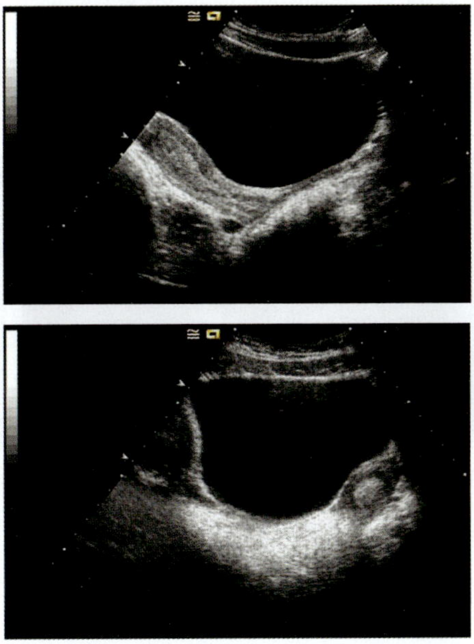

Abb. 4.4 Zwischen B3 und B4 erfolgt die Menarche. Longitudinalschnitt: Der Uterus lässt schon relativ deutlich den Corpus- und Zervixbereich unterscheiden. Es fehlt noch die typische Birnenform mit dem Zervix:Corpus-Verhältnis von ungefähr 1:1,7. Endometrium und Myometrium lassen sich deutlich voneinander unterscheiden (ebenso im Transversalschnitt). [L141/L231/P569]

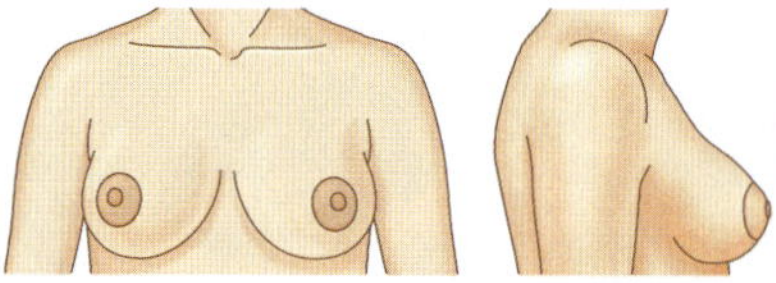

B5 Die Vorwölbung im Warzenhofbereich des Stadiums B4 weicht in die abgerundete Kontur der erwachsenen Brust zurück

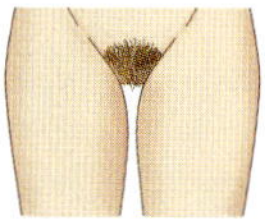

PH5 Behaarung des Erwachsenen mit horizontaler Begrenzung nach oben. Übergang auf die Oberschenkel

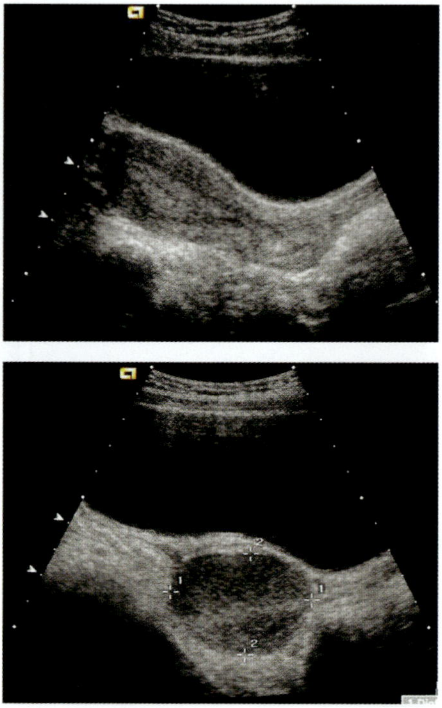

Abb. 4.5 Longitudinalschnitt: Der Uterus zeigt die typische Birnenform eines ausgereiften Uterus einer Nullipara. Corpus- und Zervixbereich lassen sich deutlich voneinander unterscheiden. Zervix: Corpus-Verhältnis von ungefähr 1:1,7. Endometrium und Myometrium sind gut voneinander differenzierbar. [L141/L231/P569]

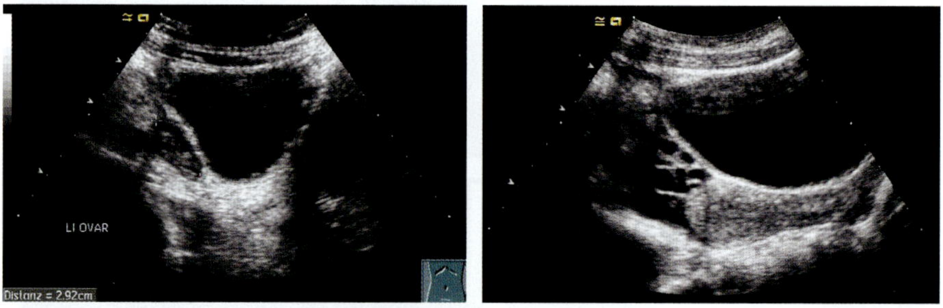

Abb. 4.6 Links: Ovar in der hormonellen Ruhephase (präpubertär) – heterogen, echoarm mit kleineren zystischen Formationen. Rechts: hormonell stimuliertes Ovar – heterogen, echoarm mit mehreren größeren zystischen Formationen [569]

KAPITEL

5 Retroflexio uteri

Mit Retroflexio uteri wird ein rückwärtsgeneigter Uterus bezeichnet, der entweder mobil oder fixiert sein kann. Sie stellt eine Lagevariante des Uterus dar und ist in der Regel nicht therapiebedürftig. Die Retroflexio soll Erwähnung finden, da sie sonografisch manchmal durch die nicht klare Abgrenzung der Uteruskontur und gegebenenfalls Unterscheidung von raumfordernden Prozessen im kleinen Becken Probleme bereiten kann (➤ Abb. 5.1).

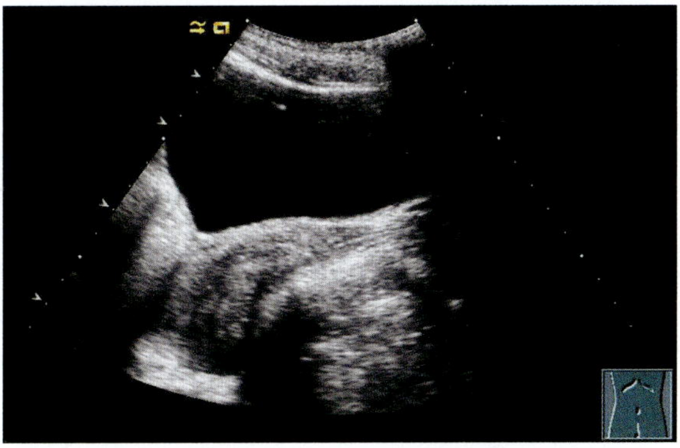

Abb. 5.1 Retroflektierter Uterus im Longitudinalschnitt [P569]

KAPITEL

6 Fehlbildungen

6.1 Hymenalatresie

Eine Hymenalatresie sollte vor der Menarche diagnostiziert werden. Wenn die Diagnosestellung aufgrund „rezidivierender Bauchschmerzen“ erst im Jugendalter, jenseits der Menarche, erfolgt, ist das bedenklich. Für manche Autoren gilt das sogar eigentlich als Kunstfehler (➢ Abb. 6.1).

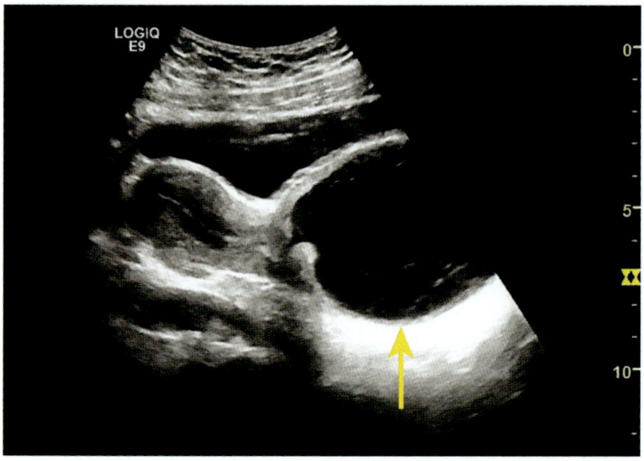

Abb. 6.1 Ausgeprägter Haematokolpos (Pfeil gelb) bei jugendlicher Patientin mit Hymenalatresie (Longitudinalschnitt) [P569]

Schon im Neugeborenen-, spätestens aber im Kleinkindesalter ist die Diagnose einer Hymenalatresie problemlos durch Inspektion mit Traktion der großen Labien möglich. Im Zweifel kann die Sonografie hilfreich sein. Das Vorliegen eines Mukokolpos bzw. einer Mukometra kann dabei wegweisend sein (➢ Abb. 6.2 und ➢ Abb. 6.3).

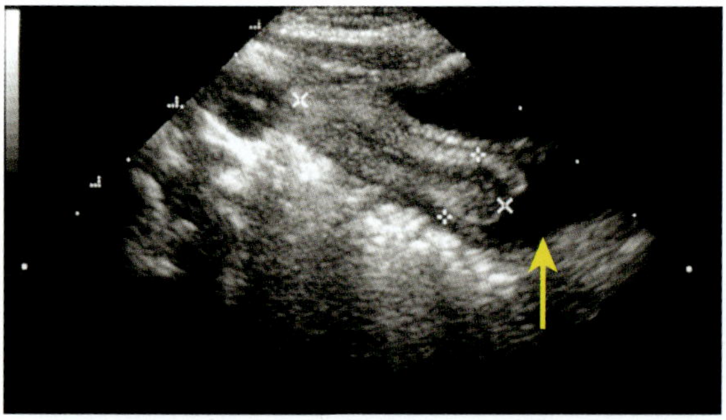

Abb. 6.2 Mukokolpos bei Neugeborenem (Pfeil) [P569]

Merke

Die Inspektion des äußeren Genitales einschließlich der Beurteilung des Hymens sollte Bestandteil einer jeden Vorsorgeuntersuchung im Säuglings- und Kindesalter sein.

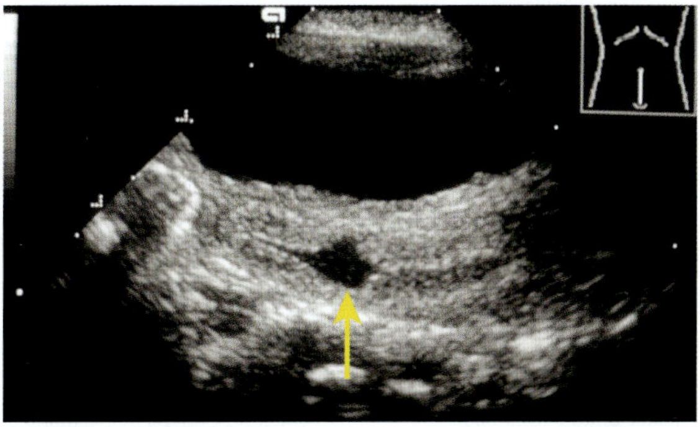

Abb. 6.3 Mukometra bei Neugeborenem (Pfeil) [P569]

6.2 Anlagestörungen des Uterus

Anlagestörungen des Uterus (Uterusfehlbildungen) sind vielfältig. Sie sind häufig mit vaginalen und zervikalen Anomalien sowie Fehlbildungen der Adnexe und des Harntraktes assoziiert („Uro-Genitaltrakt" s. o.; ➤ Abb. 6.4, ➤ Abb. 6.5)

Das **Herlyn-Werner-Wunderlich-Syndrom,** auch als OVHIRA-Syndrom bezeichnet, besteht aus einer Kombination von Uterus didelphys, blind endender Hemivagina und ipsilateraler Nierenagenesie oder multizystischer Nierendysplasie. Es handelt sich um Fusionsstörungen der Müller-Gänge. Diese Hemmungsfehlbildung der Müller-Gänge (Aplasie oder inkomplette Fusion der Gänge) wird nach derzeitigem Wissenstand als Ursache genitaler Malformationen gesehen. Gendefekte konnten bislang nicht nachgewiesen werden. Allerdings sind auch exogene Faktoren wie chlorierte Biphenyle oder das Diethylstilbestrol sowie alle Substanzen, die sowohl in die Geschlechtshormonregulation als auch in ihre beeinflussenden Faktoren und Gene eingreifen, zu erwähnen. Die Hemmungsfehlbildungen der Müller-Gänge treten sporadisch auf.

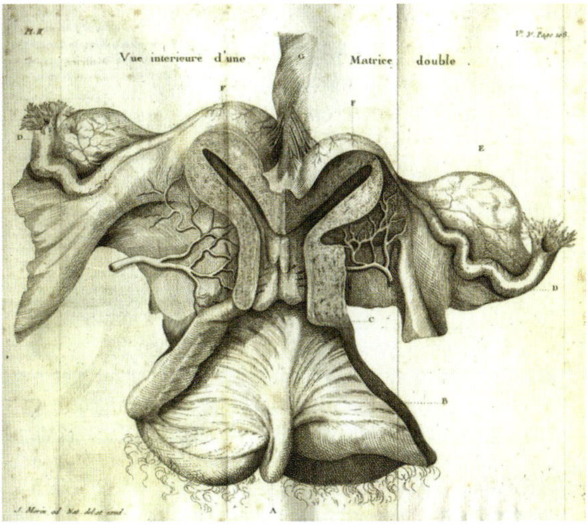

Abb. 6.4 Uterus bicornis partialis [G834]

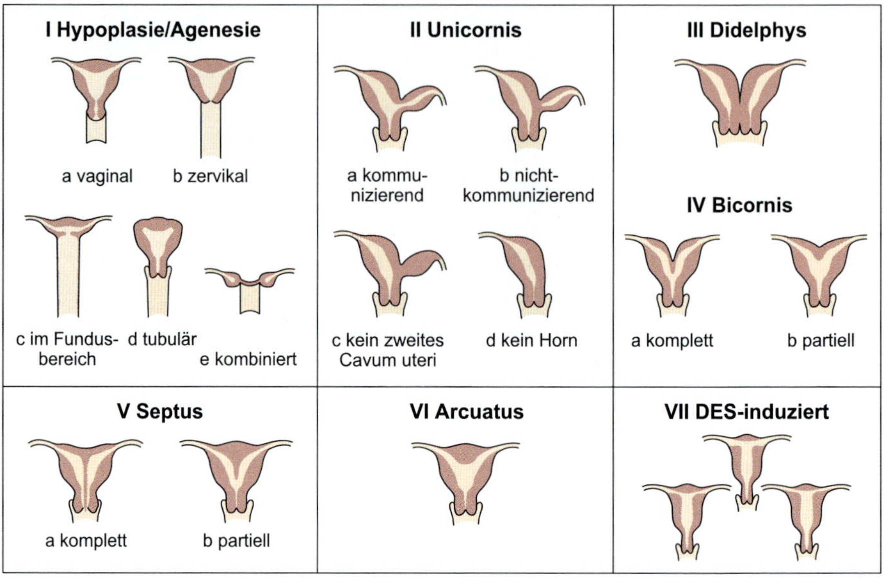

Abb. 6.5 Grafische Darstellung der AFS-Klassifikation der Uterusfehlbildungen[1] (Imboden et al. 2014) [F800-003/H068-002/L141]

6

Die Auflösung der Septen entsteht zu einem späteren Zeitpunkt, an dem die Nierenbildung bereits abgeschlossen ist, deshalb ist z. B. der Uterus septus nicht mit Fehlbildungen des Harnsystems assoziiert (Geibel und Rimbach 2013).

Die sonografische Diagnose uteriner Fehlbildungen ist in der hormonellen Ruhephase kaum möglich. In der Neugeborenenperiode können sie durch die durch die mütterliche Östrogenstimulation bedingten Veränderungen am Uterus (s. o.) mit hochauflösenden Schallköpfen sehr gut dargestellt werden. Sie werden dann im Rahmen von Routineuntersuchungen als Zufallsbefunde erhoben. Diese neugeborenen Mädchen und alle Mädchen mit Fehlbildungen im Bereich der ableitenden Harnwege (insbesondere bei Vorliegen einer Nierenagenesie oder einer multizystisch dysplastischen Niere – eo ipso funktionslos) sollten zu Beginn der pubertären Entwicklung (Stadium B2–B3 – vor der Menarche!) eine Ultraschalluntersuchung des inneren weiblichen Genitale erhalten. Ansonsten finden sich im Jugendalter Uterusfehlbildungen sonografisch meist als Zufallsbefunde oder bei Auftreten von abdominalen Beschwerden (z.B. durch eine Haematometra!).

Bei Transversalschnitt-Darstellung des Uterus jenseits B2–B3 zeigt sich (je nach Fehlbildungsbefund) neben dem normalen Uterus eine zweite längliche Formation, ggf. mit Differenzierung zwischen Myometrium und Endometriumanteil (➤ Abb. 6.6).

---

[1] In der S1-Leitlinie „Weibliche genitale Fehlbildungen" der Deutschen Gesellschaft für Gynäkologie und Geburtshilfe wird die AFS-Klassifikation wie folgt kommentiert: *„Die Einschränkungen der aktuellen AFS-Klassifikation liegen in der nicht gegebenen Möglichkeit, Varianzen der Malformation in exakte Organuntergruppen einzugliedern. Alle gültigen Klassifikationen beschränken sich hauptsächlich auf den Uterus und die Vagina und vernachlässigen Fehlbildungen der Adnexe. Ebenfalls werden assoziierte Fehlbildungen, die in Abhängigkeit der genitalen Malformation in bis zu 30 % vorliegen, nicht berücksichtigt.“* Die Leitlinie wird zurzeit überarbeitet.

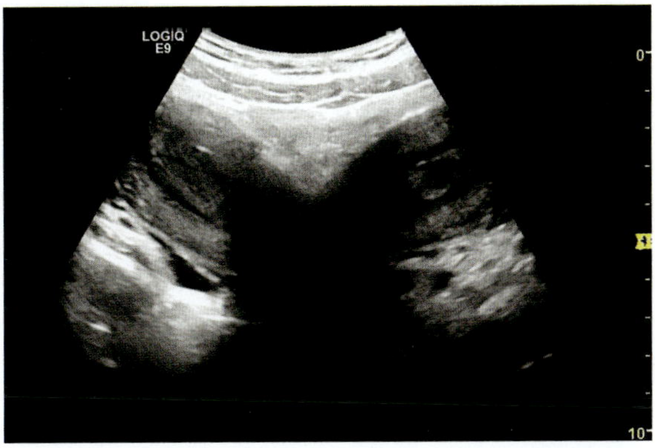

Abb. 6.6 Transversalschnitt-Darstellung des Uterus – V. auf Uterus didelphys [P569]

Es empfiehlt sich, den Uterus von der Vagina bis zum Tubenabgang zu durchfahren. Hierbei lässt sich die Aufspaltung des Endometriumreflexes oft sehr gut dokumentieren (➤ Abb. 6.7) und die Trennung des Myometriumreflexes darstellen (➤ Abb. 6.8).

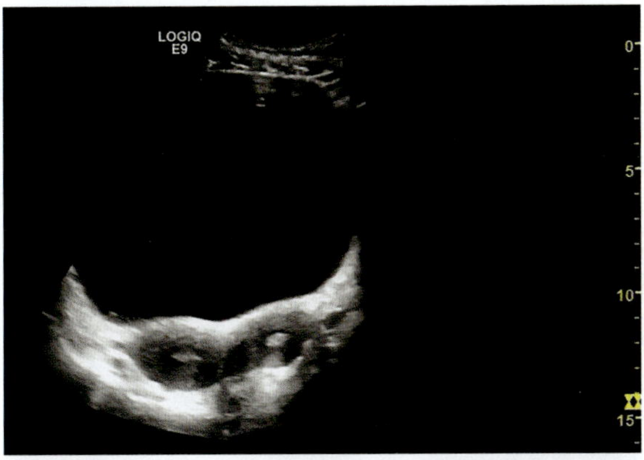

Abb. 6.7 Transversalschnitt mehr kaudal [P569]

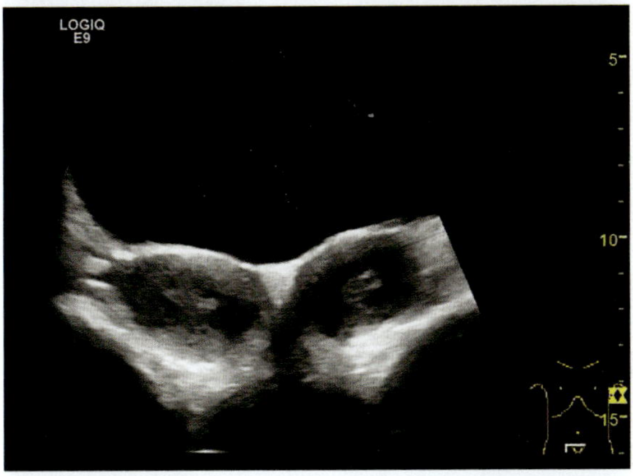

Abb. 6.8 Transversalschnitt mehr kranial [P569]

6.3 Gonadendysgenesien

Bei Verdacht auf das Vorliegen einer Gonadendysgenesie ergeben sich zwei sonografische Fragestellungen:

1. Ist ein potenziell funktionsfähiges inneres Genitale angelegt?
2. Passt der sonografische Befund zum äußeren Aspekt und dem Entwicklungsstadium?

Ullrich-Turner-Syndrom (➤ Abb. 6.9, ➤ Abb. 6.10) Hier gibt es ein sonografisch vielfältiges Bild, bedingt durch unterschiedliche Mosaikformen:

- Der Uterus ist klein und behält seine infantile Form.
- Meist sind keine Ovarien darstellbar (Streak-Gonaden).
- **ABER:** Bei Mosaikform ist ein normal entwickeltes inneres Genitale möglich.
- Bei Mosaikform XY/X → **cave** Neoplasien!

Mayer-Rokitansky-Küster-Hauser-Syndrom (➤ Abb. 6.11, ➤ Abb. 6.12) Dieses Syndrom mit dem Karyotyp 46,XX ist eine Hemmungsfehlbildung der Müller-Gänge mit noch unbekannter Ursache. Es zeigt im Vollbild:

- Das Fehlen von Uterus und Vagina (ggf. rudimentärer Uterus bicornis ohne funktionstüchtiges Endometrium möglich)
- Die Existenz funktionstüchtiger Ovarien
- Vaginalaplasie oder Vaginalgrübchen (der kaudale Anteil der Vagina entstammt nicht den Müller-Gängen)
- Normale Entwicklung sekundärer weiblicher Geschlechtsmerkmale (!)

6

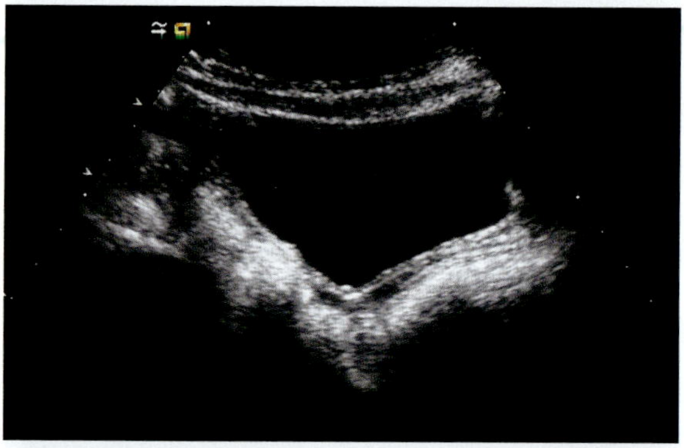

Abb. 6.9 Jugendliche Patientin mit infantilem Uterus (Longitudinalschnitt) bei Ullrich-Turner-Syndrom [P569]

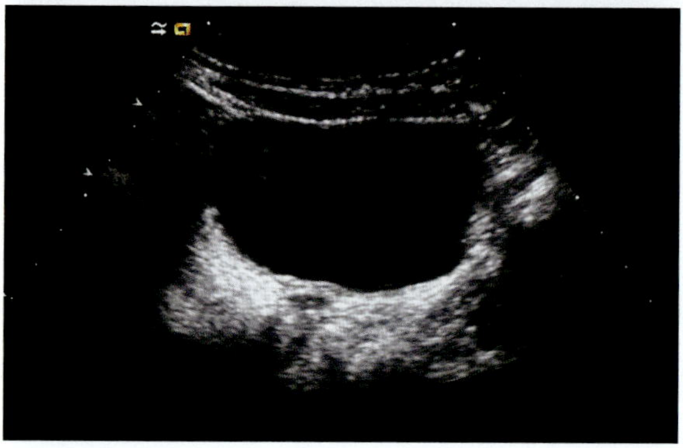

Abb. 6.10 Gleiche Patientin: Transversalschnitt über der Blase [P569]

Cave

- In circa 40% finden sich Fehlbildungen der ableitenden Harnwege.
- In 12% finden sich Skelettanomalien, hier vor allem Rippenfehlbildungen.

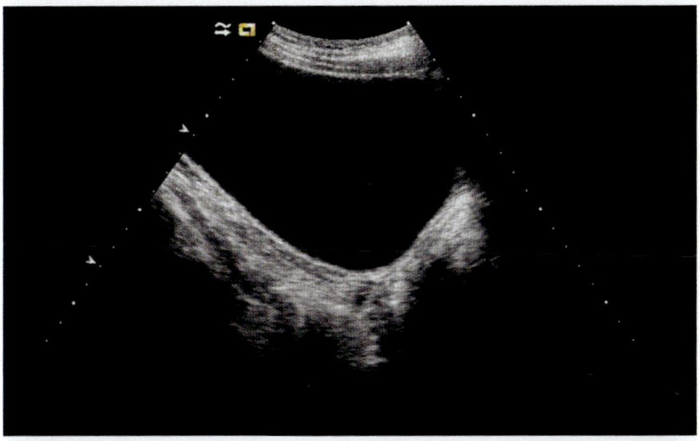

Abb. 6.11 Jugendliche Patientin mit Mayer-Rokitansky-Küster-Hauser-Syndrom – es kommen kein Uterus und keine Vagina zur Darstellung (Longitudinalschnitt) [P569]

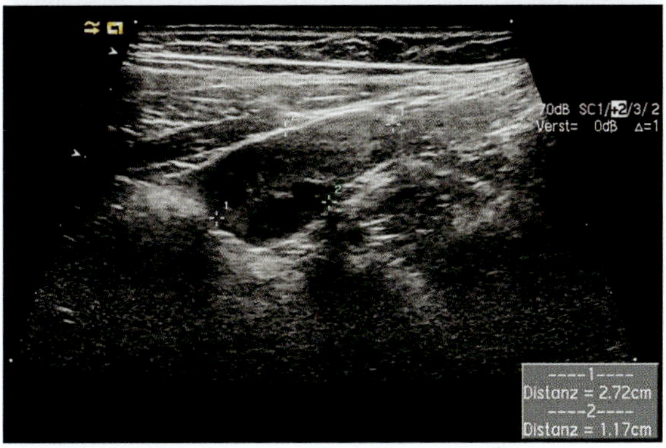

Abb. 6.12 Jugendliche Patientin mit Mayer-Rokitansky-Küster-Hauser-Syndrom: stimuliertes Ovar [P569]

Swyer-Syndrom Hier handelt es sich um einen Defekt im SRY-Gen (SRY = Sex Determining Region of Y). Bei einem Chromosomensatz von 46,XY liegt ein Pseudohermaphroditismus masculinus (www.xy-frauen.de/formen/swyer_syndrom.php) mit Gonadendysgenesie vor (➤ Abb. 6.13, ➤ Abb. 6.14).

Sonografisch ergibt sich das Bild wie beim Ullrich-Turner-Syndrom. Betroffene haben eine normale Vagina und einen infantilen Uterus, aber keine ausreichende Hormonproduktion. In der Pubertät erfolgt keine Ausbildung der sekundären Geschlechtsmerkmale wie z. B. Brustentwicklung und Schambehaarung. Die Streak-Gonaden lassen sich sonografisch nicht darstellen (s. o.).

Komplette Androgenresistenz **(Goldberg-Maxwell-Morris-Syndrom,** auch **CAIS** = Complete Androgen Insensitivity Syndrome genannt) es findet sich phänotypisch ein voll ausgebildeter weiblicher Habitus. Gegebenenfalls kann ein Vaginalgrübchen unterschiedlicher Länge vorhanden sein (der kaudale Anteil der Vagina entstammt nicht den Müller-Gängen). Es fehlt allerdings das komplette weibliche innere Genitale. Die Östrogene werden über die rudimentären Gonaden gebildet. Außerdem werden die Androgene in Östrogene umgewandelt (http://db.intersexuelle-menschen.net/formen.htm).

Das **PAIS** (= Partial Androgen Insensitivity Syndrome) wird X-chromosomal-rezessiv vererbt. Es finden sich zwei Formen:

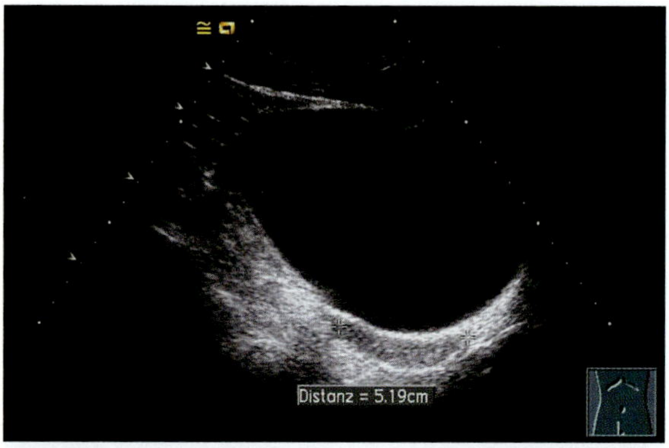

Abb. 6.13 Jugendliche Patientin mit Swyer-Syndrom – Uterus infantil (Longitudinalschnitt) [P569]

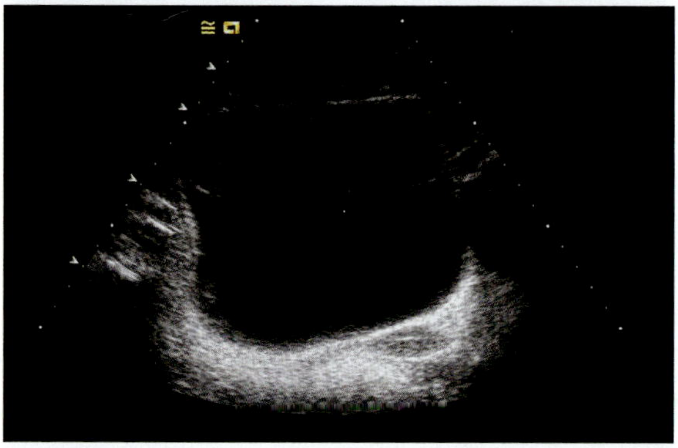

Abb. 6.14 Jugendliche Patientin mit Swyer-Syndrom – Uterus Infantil (Transversalschnitt) [P569]

a. Schwere Form: weibliche äußere Genitalien mit Klitoromegalie, partieller Fusion der Labien und Ausweitung der Labien durch Testes
b. Milde Form des phänotypischen Spektrums (auch **MAIS** genannt); wird als Pubertätsgynäkomastie oder im Erwachsenenalter als männliche Unfruchtbarkeit manifestiert (https://www.orpha.net/consor/cgi-bin/Disease_Search.php?lng=DE&data_id=12100&MISSING%20CONTENT=Partial-androgen-insensitivity-syndrome&search=Disease_Search_Simple&title=Partial-androgen-insensitivity-syndrome)

Zusammenfassend kann festgestellt werden, dass die Sonografie bei der Differenzierung verschiedener DSD-Formen (DSD = Disorders of Sex Development) eine wertvolle Unterstützung darstellt (Androgenbiosynthesestörung, androgener Exzess oder gemischte gonadale Dysgenesien; Hughes et al. 2006).

6.4 Adrenogenitales Syndrom (AGS)

Das adrenogenitale Syndrom zählt zu den häufigsten erblichen Hormonstörungen. Die Häufigkeit des klassischen 21-Hydroxylasemangels liegt bei zirka 1:13.000. Die milder ausgeprägten „nichtklassischen" Fälle sind vermutlich häufiger. Bekannt ist, dass das Neugeborenen-Screening einen relativ hohen Anteil falsch positiver Befunde aufweist

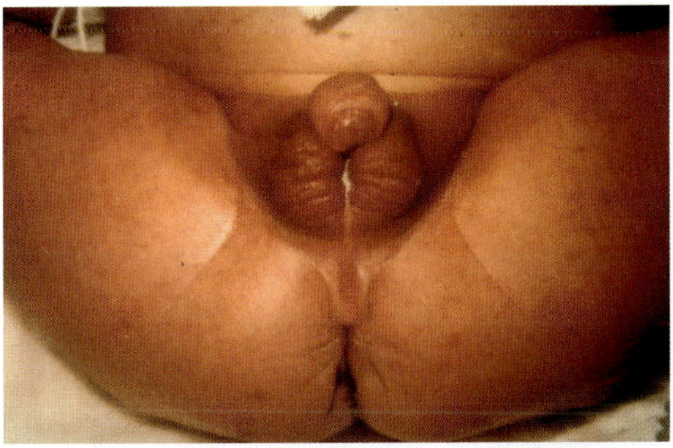

Abb. 6.15 Neugeborenes mit AGS [T1049]

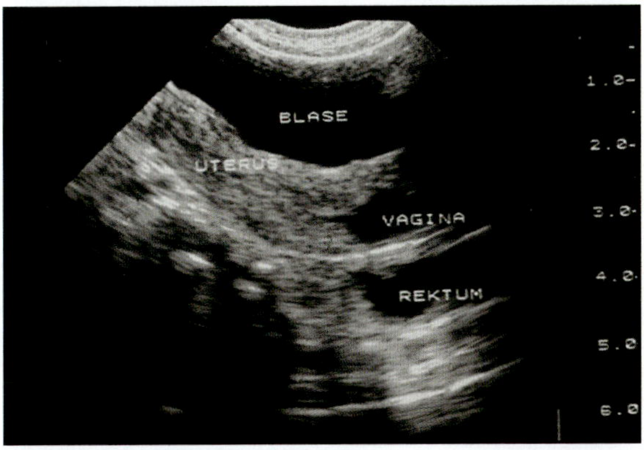

Abb. 6.16 Longitudinalschnitt inneres weibliches Genitale mit Mukokolpos und scheinbar flüssigkeitsgefülltem Rektum (Spiegelartefakt der Flüssigkeit in der Vagina!) [T1049]

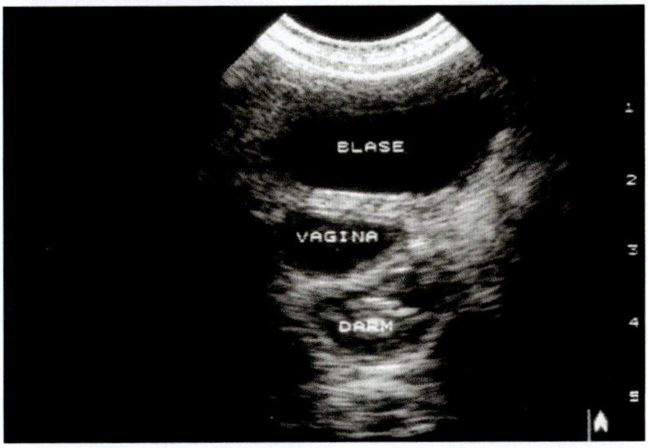

Abb. 6.17 Transversalschnitt (selbiges Neugeborenes) [T1049]

(Früh- und gestresste Neugeborene, „Late-onset"-AGS). Aber auch falsch negative Befunde kommen vor. Bei jedem Neugeborenen mit intersexuellem Genitalbefund sollte die Ätiologie vor Entlassung geklärt werden, obwohl es sich, außer beim AGS mit Salzverlust, um keinen Notfall handelt (Sydlik et al. 2017). Das AGS imponiert durch eine Diskrepanz unterschiedlicher Ausprägung phänotypischer Erscheinung und sonografischem Bild (➤ Abb. 6.15, ➤ Abb. 6.16, ➤ Abb. 6.17).

Die Beurteilung des äußeren Genitales erfolgt nach Prader 1–5 (➤ Abb. 6.18).

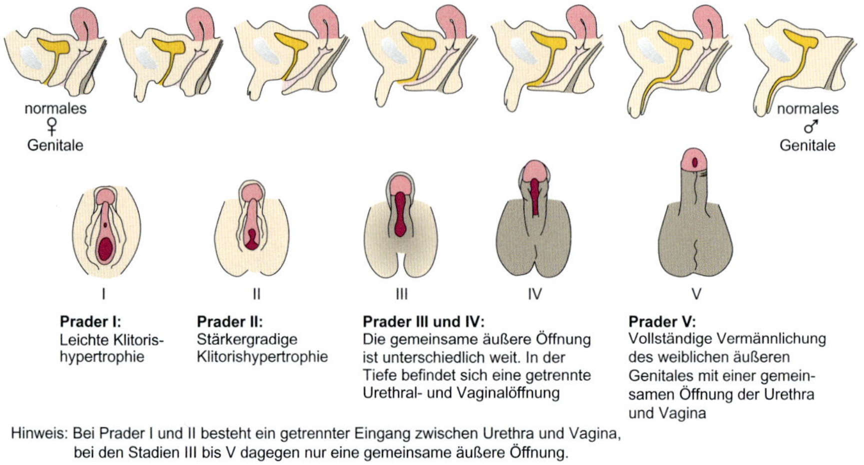

Abb. 6.18 Klassifizierung des intersexuellen Genitale nach Prader (Deutsche Gesellschaft für Gynäkologie und Geburtshilfe e.V. 2006) [L141]

Tab. 6.1 DSD-Klassifikation gemäß der Chicago-Konsensuskonferenz 2005

Chromosomale DSD	46,XY DSD	46,XX DSD
A. 45,X (Turner Syndrom und Varianten)	A. Testikuläre Gonadendysgenesie 1. Komplette Gonadendysgenesie (Swyer-Syndrome) 2. Partielle Gonadendysgenesie 3. Gonadale Reression 4. Ovotestikuläre DSD	A. Ovarielle Gonadendysgenesie 1. Ovotestikuläre DSD 2. Testikuläre DSD (z. B. SRY+, dup SOX9) 3. Gonadendysgenesie
A. 47,XXY (Klinefelter-Syndrom und Varianten)	A. Störungen der Androgensynthese oder -wirkung 1. Androgenbiosynthesedefekt (z. B. 17-Hydroxysteroid-Dehydrogenase-Defekt, 5-alpha-Reduktase-Defekt, StaR-Mutationen) 2. Störungen der Androgenwirkung (z. B. CAIS, PAIS) 3. LH-Rezeptor-Defekt (Leydig-Zell-hypoplasie, -aplasie) 4. Störungen von AMH oder vom AMH-Rezeptor (Persistenz von Müller-Strukturen)	A. Androgenezess 1. Fetal (z. B. AGS bei 21- oder 11-Hydroxylase-Defekt 2. Fetoplazentar (Aromatase-Defekt) 3. Maternal (Luteom, exogen)
A. 45,X/46,XY (gemischte Gonadendysgenesie, ovotestikuläre DSD)	A. Andere (z. B. schwere Hypospadien, kloakale Ekstrophie)	A. Andere (z. B. kloakale Ekstrophie, Vaginalatresie, MRKH-Syndrom, andere Syndrome)

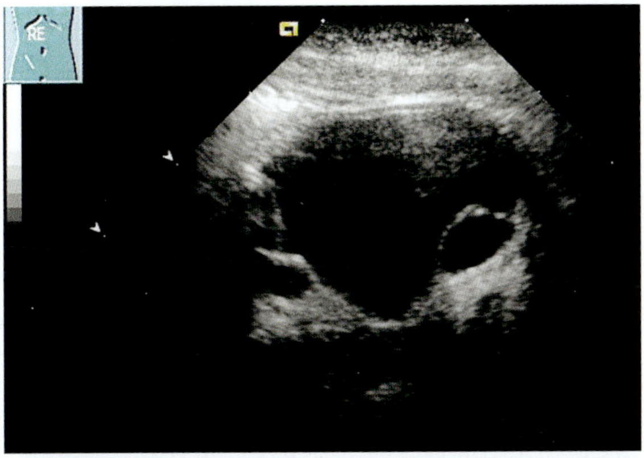

Abb. 7.1 Longitudinalschnitt – Ovarialzyste rechts mit Tochterzyste [T1048]

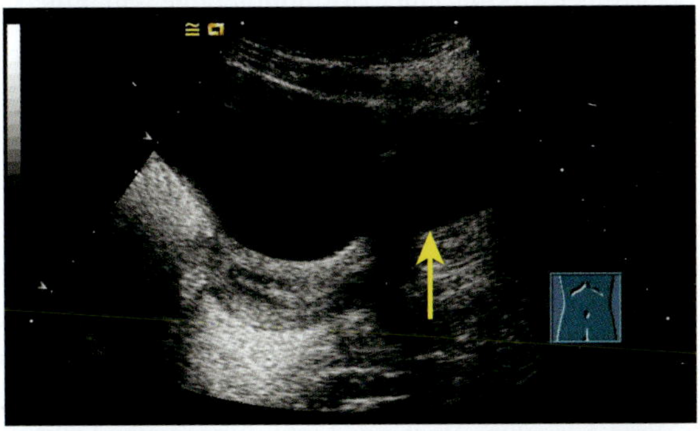

Abb. 7.2 Longitudinalschnitt – Blase (Pfeil) [T1048]

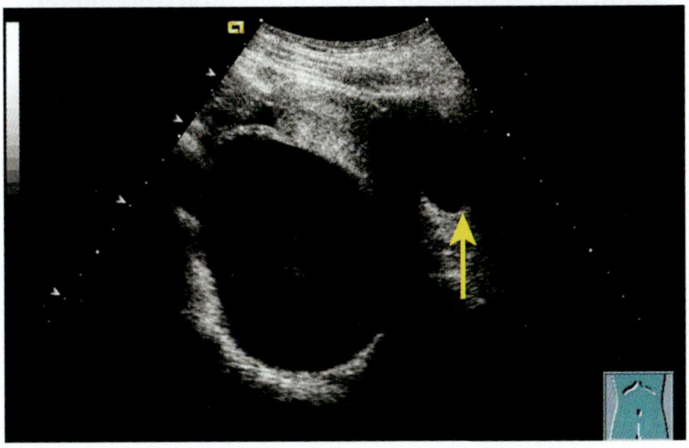

Abb. 7.3 Longitudinalschnitt – Uterus ventral der Zyste liegend – Blase (Pfeil) [T1048]

7.1.1 Allgemeines/Einteilung

Aufgrund der Entstehungsmechanismen unterscheidet man funktionelle Zysten und Retentionszysten.

Funktionelle Zysten

Sie zählen zu den am häufigsten vorkommenden zystischen Veränderungen am Eierstock. Sie entstehen infolge der normalen zyklischen Veränderungen am Ovar, die durch die körpereigenen Hormone bedingt sind. Funktionelle Zysten findet man fast ausschließlich bei der geschlechtsreifen Frau, gehäuft kurz nach der Pubertät (und in den Wechseljahren). Sie können aber auch Folge eines gestörten hormonellen Regelkreises oder Nebenwirkung einer Hormontherapie sein. Eine Sonderform stellen die neonatalen Follikelzysten dar.

Die häufigsten funktionellen Zysten sind Follikelzysten und Corpus-luteum-Zysten.

Follikelzysten

➢ Abb. 7.4, ➢ Abb. 7.5, ➢ Abb. 7.6, ➢ Abb. 7.7

Sie sind in der Regel:

- Echofreie, glattwandige, gut abgegrenzte zystische Raumforderungen
- Meist asymptomatisch und somit oft ein Zufallsbefund
- Gelegentlich ist eine Septierung möglich (➢ Abb. 7.5).
- Eine Ausnahme stellt eine Einblutung in eine Follikelzyste dar. Diese Einblutung kann als inhomogene solide Formation imponieren (➢ Abb. 7.6). Die rasche Änderung des sonografischen Bildes ergibt sich durch die strukturelle Umwandlung der Blutung/des Blutes (➢ Abb. 7.7).

Die Größe der Zyste und somit der Durchmesser können beträchtliche Ausmaße annehmen! Es fehlen solide Binnen- oder Randstrukturen. Eine Durchblutung kann naturgemäß nicht nachgewiesen werden (in Analogie zur Corpus-luteum-Zyste; s. u.).

Follikelzysten können längere Zeit bestehen bleiben und auch hormonell aktiv sein. Meist bilden sie sich spontan zurück. Selten können sie rupturieren. Das führt klinisch zu einer kurzen, aber akuten abdominalen Symptomatik, die sich aber rasch zurückbildet. Die Sonografie ist eine Säule der Diagnostik, da so eine akute, eventuell invasive Intervention vermieden werden kann. (Über die Sonografie des „akuten Abdomens" im Kindes- und Jugendalter wird in diesem Artikel nicht eingegangen.)

Merke

Das Wissen über die Dynamik dieser Zysten kann dazu beitragen, unnötige Folgeuntersuchungen zu vermeiden und die Jugendlichen und ihre Eltern zu beruhigen.

7

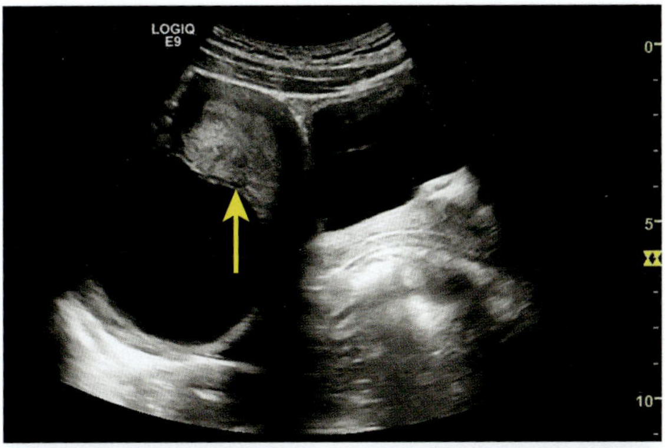

Abb. 7.4 Einfache Ovarialzyste links (hier Follikelzyste) – Uterus (Pfeil) [P569]

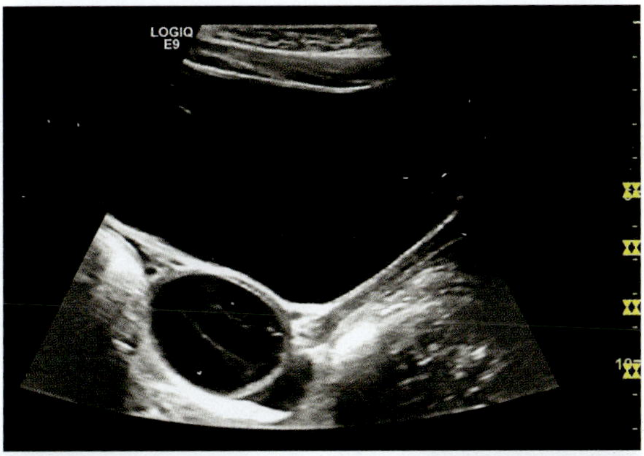

Abb. 7.5 Longitudinalschnitt – Follikelzyste mit Septierung [P569]

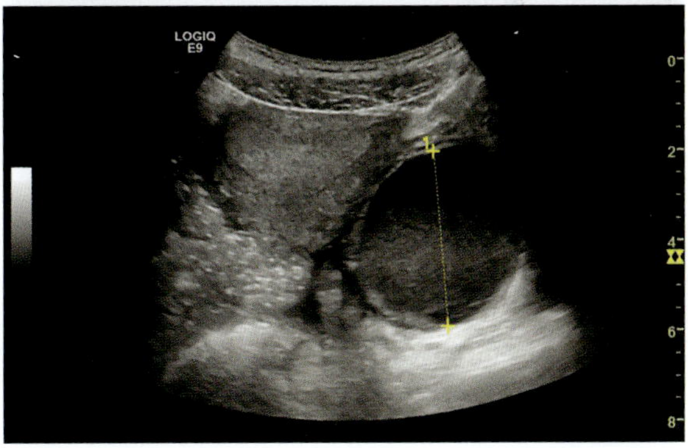

Abb. 7.6 Querschnitt – Einblutung in eine Follikelzyste links (neben dem Uterus mit Messkreuzen) [P569]

Corpus-luteum-Zysten

Eine Corpus-luteum-Zyste ist ein durch Einblutung entstandenes, zystisch vergrößertes Corpus luteum (➤ Abb. 7.8). Corpus-luteum-Zysten bilden sich in der Regel spontan zurück. Blutungen in das Corpus luteum sind sehr häufig („Schokoladezysten"). Daraus ergeben sich komplexe Binnenechos (Blut imponiert inhomogen und kann somit sonografisch Gewebe ähnlich sein!).

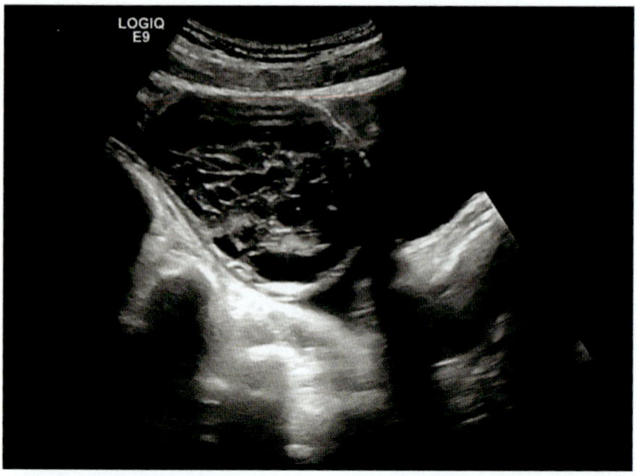

Abb. 7.7 Longitudinalschnitt – Durch die Koagulation des Blutes ändert sich der sonografische Bildeindruck. Deshalb sind Verlaufskontrollen wichtig! [P569]

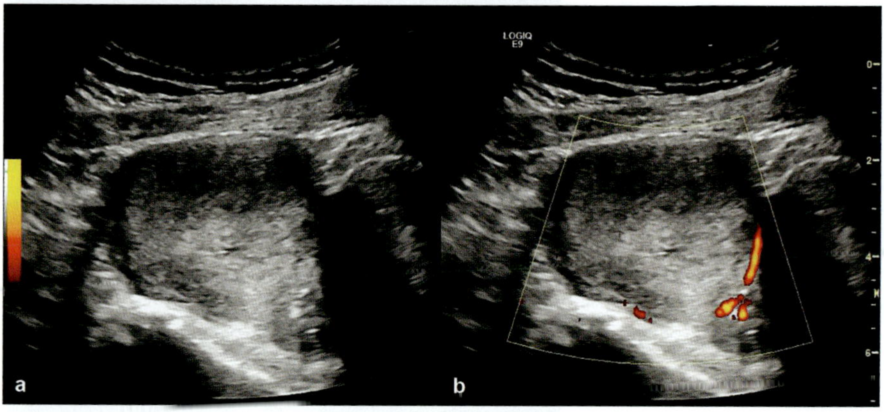

Abb. 7.8 Einblutung in eine Corpus-luteum-Zyste rechts. **a** B-Bild, **b** Angiomode mit Darstellung der randständigen Durchblutung (Longitudinalschnitt) [P569]

Zu den selteneren funktionellen Zysten zählen außerdem Luteinzysten, Endometriosezysten, Parovarialzysten und polyzystische Ovarien (s. u.).

Differenzialdiagnosen

Differenzialdiagnostisch sollten bei zystischen Raumforderungen folgende Befunde erwogen werden:
- Multizystische Nierendegeneration
- Extreme Hydronephrose
- Darmduplikatur
- Peritoneal- oder Mesenterialzyste

Insgesamt ist heutzutage mit der modernen Schallkopftechnologie, die selbst in sogenannten „Low-budget"-Geräten vorhanden ist, die Differenzierung gut möglich.

Retentionszysten

Die Retentionszysten sind seltener und entstehen durch Sekretverhalt von Drüsen (Retention). Zu den Retentionszysten zählen:

Dermoidzysten

Die sogenannten Dermoidzysten gehören zu den Teratomen und werden häufig auch als reife zystische Teratome bezeichnet. Sie haben sich aus dem embryonalen Keimdrüsengewebe gebildet und können Haare, Talg, Zähne, Knorpel- und/oder Knochengewebe enthalten. Diese gutartigen Keimzelltumoren wachsen sehr langsam. Sie können einen beträchtlichen Durchmesser (bis zu 25 cm!) erreichen. Am häufigsten treten sie bei Mädchen vor Erreichen der Pubertät und jungen Frauen auf. Eine maligne Entartung ist im pädiatrischen Krankengut selten. Sie tritt in 1–2% der Fälle ein, hauptsächlich bei Frauen über 40 Jahren.

Der **sonografische Befund** ist extrem heterogen: Je nach Bestandteilen (Haare, Talg, Zähne, Knorpel- und/oder Knochengewebe) findet man eine zystische, vorwiegend echofreie bis echoarme, gut abgrenzbare Struktur. Oft ist ein randständiger solider, echoreicher Knoten darstellbar. Diese Struktur wird als „Kopfhöcker" bezeichnet und ist pathognomonisch für das zystische Teratom (➤ Abb. 7.9 und ➤ Abb. 7.10).

Das Teratom kann auch eine solide (heterogene) Raumforderung darstellen. **Differenzialdiagnostisch** muss an das Vorliegen einer eingebluteten Ovarialzyste oder Koprostase gedacht werden. Meist bringt die unverzichtbare kurzfristige Verlaufsuntersuchung die Klärung. (Die Koprostase hat sich meist selbst oder mit Einlauf erledigt, die eingeblutete Ovarialzyste hat eine Dynamik – s. o.)

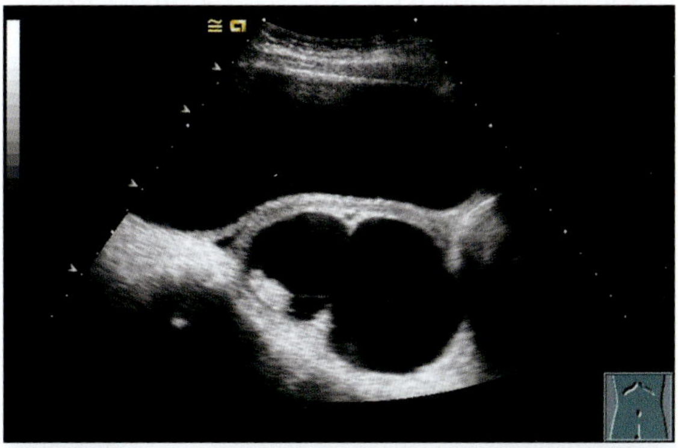

Abb. 7.9 Dermoidzyste mit klar erkennbarem „Kopfhöcker" (Longitudinalschnitt) [P569]

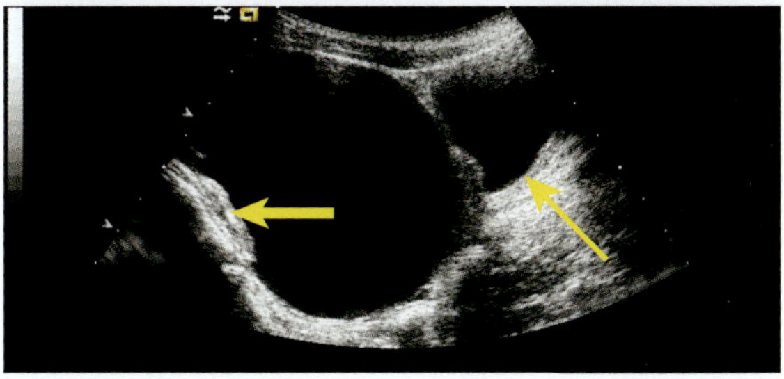

Abb. 7.10 Dermoidzyste – dünner Pfeil: Blase (!!!), breiter Pfeil: Kopfhöcker [P569]

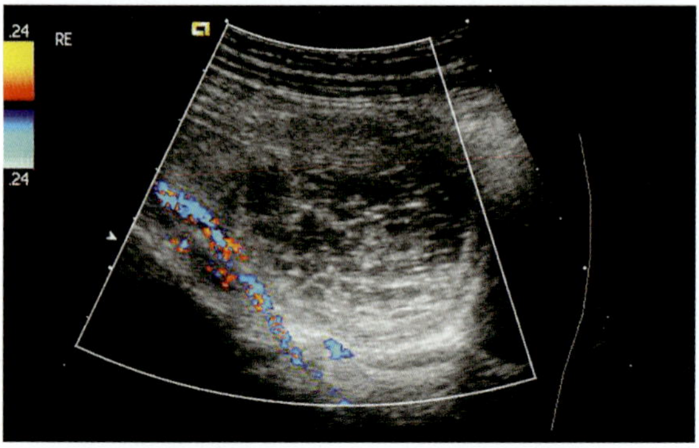

Abb. 7.11 Ovarial-Kystom [P569]

Kystome (Zystadenom, Kystadenom)

Dabei handelt es sich um einen gutartigen, epithelialen und zystenbildenden Tumor des Ovars. Gewöhnlich sind Kystome mehrkammerig.

Sonografischer Befund: gut abgegrenzte, meist glattwandige Raumforderung mit scheinbar homogener Binnenstruktur. Die Septierung täuscht einen unregelmäßigen Eindruck vor (➤ Abb. 7.11).

Unreife oder embryonale Teratome

Sie enthalten wenig differenziertes epitheliales oder mesenchymales Gewebe.

Sonografischer Befund: uncharakteristisch strukturierte, meist solide Raumforderung (mit zystischen Anteilen) mit scharfer bis unscharfer Begrenzung, häufig Kalkanteile, sehr variantenreich (➤ Abb. 7.12, ➤ Abb. 7.13 und ➤ Abb. 7.14). Das Teratom, das eigentlich meist gutartig ist, kann allerdings zu einem Teratokarzinom entarten (hängt ab von dem Vorkommen pluripotenter Stammzellen).

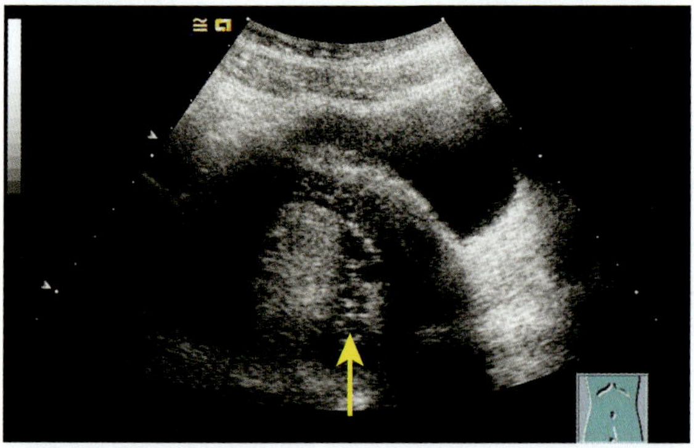

Abb. 7.12 Unreifes oder embryonales Teratom mit vorwiegend soliden Anteilen, im kaudalen Bereich zystische Strukturen (Pfeil) – Longitudinalschnitt [P569]

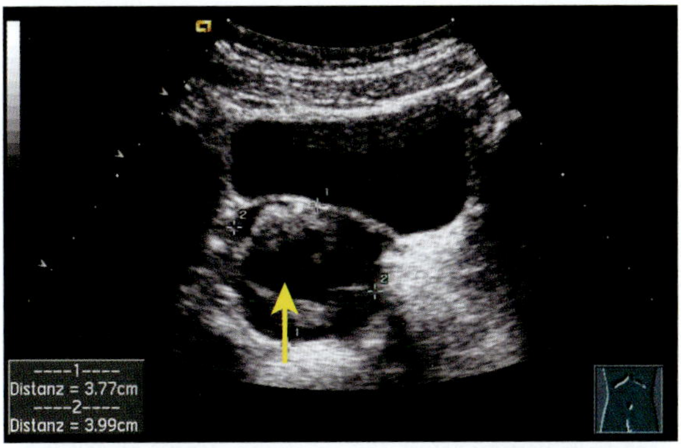

Abb. 7.13 Unreifes oder embryonales Teratom mit vorwiegend soliden Anteilen; im Zentrum zystische Formation (Pfeil; Knorpel und Flüssigkeit) [P569]

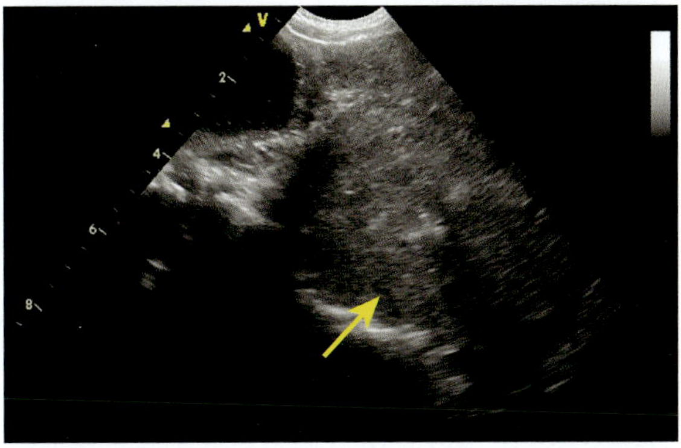

Abb. 7.14 Längsschnitt – solides Teratom (Pfeil) hinter der Blase [P569]

7.1.2 Therapeutisches Vorgehen

(nach Hofmann et al. 2005 – siehe auch Lara-Torre 2002 und Bryant 2018)

Konservativ:

- Durchmesser < 5 cm (Hier sind die Empfehlungen in der Jugendgynäkologie allerdings wechselnd, sodass diese Werte nur als „Richtschnur" aufgefasst werden sollten!)
- Position gleichbleibend – bei Sonografie unter Lageveränderung keine Mobilität
- Zystenwand dünn und Zyste echofrei, gute Abgrenzbarkeit
- Bei kurzfristigen Kontrollen deutet sich spontane Rückbildung an (kurzfristig: ein bis zwei Zyklen abwarten)
- Keine klinische Symptomatik

Operativ:

- Durchmesser > 5 cm (s. o.)
- Ständig wechselnde Position (mobil!)
- Hormonabhängigkeit
- Doppelseitig
- Zyste nicht echofrei → komplexe Ovarialzyste/mäßige bis schlechte Abgrenzung
- Keine Rückbildungstendenz nach kurzzeitiger Kontrolle (s. o.)
- Akutes Abdomen/klinische Symptomatik (s. o.)

Merke

Die sehr großen Ovarialzysten torquieren seltener, da sie in ihrer Mobilität häufig eingeschränkt sind! Im Zweifelsfall und bei Symptomatik sollte man immer aktiv handeln!

7.2 Ovarialtumoren – benigne/maligne

Solide Ovarialtumoren machen circa 3% aller Ovarialtumoren aus. Davon sind wiederum circa 65% benigne und 35% maligne. Von Letzteren betreffen ⅔ Keimzelltumoren (Lara-Torre 2002).

Die Häufung ist altersabhängig:

- Embryonale Karzinome: meist bei Mädchen < 14 Jahren
- Reife Teratome: im Kleinkindesalter
- Fibrome: häufig in der Adoleszenz
- Gonadoblastome: häufig bei Gonadendysgenesien und Vorliegen eines Y-Chromosoms (Mosaik!)
- Granulosazelltumoren finden sich < 10% und Sertoli-Leydig-Zell-Tumoren zu < 0,2%.

Merke

Je mehr solide Anteile eine Raumforderung aufweist, je inhomogener sie ist und je unschärfer sie von der Umgebung abgrenzbar ist, desto mehr sollte man an Malignität denken (➤ Tab. 7.1).

7

Der Algorithmus in ➤ Abb. 7.15 kann beim diagnostischen Vorgehen helfen.

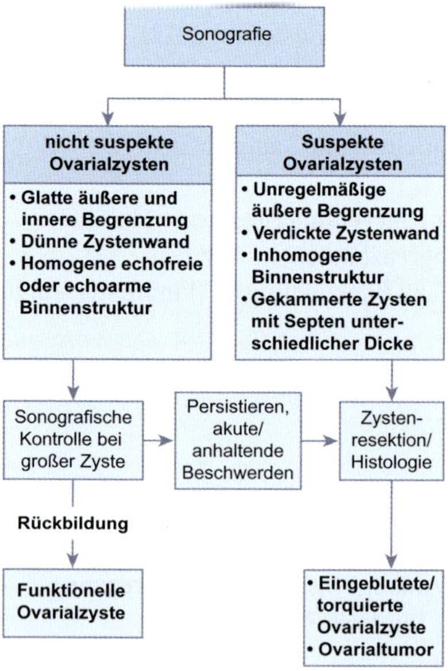

Abb. 7.15 Algorithmus für diagnostisches Vorgehen → unklare Dignität, Persistenz und Beschwerden bedürfen immer der laparoskopischen Abklärung! [G835/V492]

Tab. 7.1 Unterscheidungskriterien für potenzielle Malignität versus Benignität ovarieller Tumoren (IOTA-Kriterien; Schweizerische Gesellschaft für Ultraschall in der Medizin, Sektion Gynäkologie und Geburtshilfe 2012; Knafel et al. 2016)

Benigne	Maligne
B1 unilokular	M1 irregulärer solider Tumor
B2 solide Komponente < 7 mm vorhanden	M2 Aszites vorhanden
B3 Schallschatten vorhanden	M3 wenigstens 4 papilläre Strukturen
B4 glattwandiger multilokulärer Tumor < 100 mm	M4 irregulärer multilokulärer solider Tumor > 100 mm
B5 kein Blutfluss vorhanden (Color Score 1)	M5 sehr starker Blutfluss vorhanden (Color Score 4)

Merke

Ovariale Tumoren im Kindesalter sind selten!

KAPITEL

8 Neonatale Ovarialzysten

Die häufigste Ursache für intraabdominal gelegene zystische Raumforderungen bei weiblichen Neugeborenen stellen Ovarialzysten dar. Die Häufigkeit klinisch relevanter fetaler bzw. neonataler Ovarialzysten wird mit circa 1:2500 angegeben (Garten et al. 2008). Sie sind Follikelzysten und entstehen durch die Stimulation diaplazentar übertragener mütterlicher Hormone (vergleiche neonataler Uterus!) Möglicherweise spielt eine Hypersensibilität der Rezeptoren für Östrogene eine Rolle.

Sonografischer Befund (➤ Abb. 8.1, ➤ Abb. 8.2):

- Rundlich ovaläre Form
- Feine Zystenwand mit glatter Berandung
- Echofrei, evtl. sedimentiertes Material mittlerer Echogenität (intrauterine Torsion??!)
- Lage: kann bis in Nierenregion bzw. Leberunterseite reichen

Jede symptomatische Ovarialzyste muss umgehend behandelt werden!

Die meisten neonatalen Ovarialzysten bilden sich spontan bis zum Ende des ersten Lebensjahres zurück (mehr als 75% der Fälle). Empfehlenswert sind sonografische Kontrollen in kürzeren Abständen (ein bis zwei Monate), solange keine klinische Symptomatik besteht.

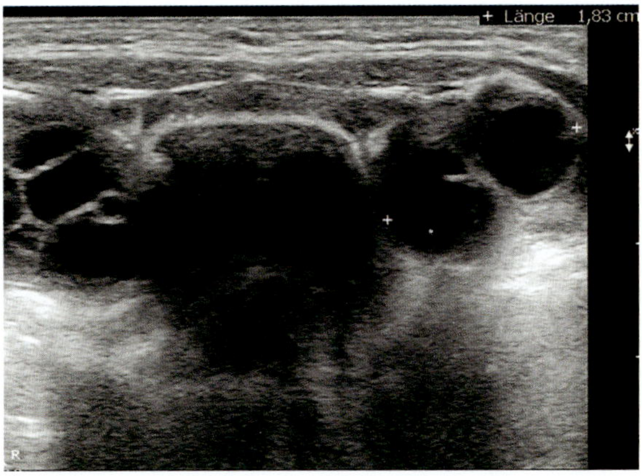

Abb. 8.1 Neonatal stimulierte Ovarien (Länge zwischen x-x: 1,83 cm) mit beidseits gut darstellbaren Zysten. Hier handelt es sich um einen Normalbefund. Dieser soll aus Gründen der Beruhigung so an die Eltern weitergegeben werden. [P569]

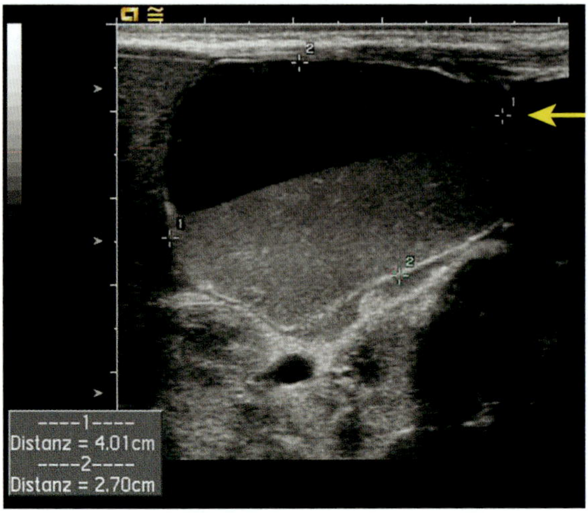

Abb. 8.2 Querschnitt: Einblutung in eine Ovarialzyste. Rechts neben der (teilabgebildeten) Blase (Pfeil) ist die Zyste mit den sedimentierten Erythrozyten abgebildet (zwischen den Kreuzen). [P569]

Therapeutisches Vorgehen

Wichtig ist festzuhalten, dass fast alle intrauterin festgestellten Ovarialzysten keine klinische Relevanz haben. Nur in seltenen Fällen erfordert diese Diagnose ein Eingreifen. Unter Berücksichtigung der aktuellen Literatur wird von Garten et al. (2008) folgendes Handlungskonzept vorgeschlagen (➤ Abb. 8.3):

1. Bei drohendem Geburtshindernis durch eine sehr große Ovarialzyste mit fetaler, abdominaler Distension kann eine pränatale Punktion der Zyste in Erwägung gezogen werden. Damit kann eine Sectio vermieden werden, wenn eine Spontangeburt angestrebt wird.
2. Sollte kein Geburtshindernis bestehen, ist postnatal alternativ eine Punktion der Zyste und das Ablassen des Zysteninhalts zur Verkleinerung zu erwägen. Die primäre operative Intervention hat sich im letzten Jahrzehnt als Ultima Ratio zurückgezogen. Nach Meinung der Autoren ist dies ein schlagendes Argument für eine profunde Ausbildung in kinder- und jugendgynäkologischer Sonografie.
3. Bei asymptomatischen neonatalen Ovarialzysten wird ein differenziertes Vorgehen vorgeschlagen:
   - Bei asymptomatischen einfachen Ovarialzysten über 5 cm mit ausbleibender Regression wird diskutiert, bereits in der Neonatalzeit organerhaltend operativ zu therapieren. Dem steht ein konservatives Vorgehen gegenüber. Die Punktion der Zyste wird schon lange diskutiert, allerdings fehlen verlässliche Daten.
   - Bei allen anderen asymptomatischen neonatalen Ovarialzysten kann zumindest über die Neonatalzeit hinaus unter Ultraschallkontrollen abgewartet werden. Circa 50% regredieren spontan innerhalb von 3 Monaten, mehr als 75% während des 1. Lebensjahres.
   - In extrem seltenen Fällen von Größenprogredienz und Auftreten von Binnenstrukturen ist ein operatives Vorgehen zu erwägen.

Ein hilfreiches Zeichen für die Diagnose einer benignen funktionellen Ovarialzyste sind auch die sogenannten Tochterzysten („Daughter Cyst Sign") (➤ Abb. 8.4). Es handelt sich bei diesen Tochterzysten vermutlich um kleinere benachbarte Follikelzysten, die entweder an der äußeren Zystenwand liegen oder sogar von der Zystenwand ausgehend in das Zystenlumen hineinragen. Maligne Ovarialzysten sind in der Neonatalperiode nicht beschrieben. Allerdings ist angeraten, Steißbeinteratome beim Neugeborenen wegen des Entartungsrisikos rasch chirurgisch zu versorgen.

Cave

Bei leerer Blase könnten Verwechslungen mit einer Ureterozele möglich sein, vor allem, wenn kein hochauflösender Schallkopf verwendet wird. Dabei wird die Zyste als vermeintliche Blase angesehen! Das sollte allerdings mit den modernen Geräten nicht mehr vorkommen!

Merke

Das Ziel einer Therapie von neonatalen Ovarialzysten ist die Unversehrtheit des Kindes bei möglichem Funktionserhalt des betroffenen Ovars. Kein Aktionismus! Die sonografischen Kontrollen können eine „Wait and see"-Strategie unterstützen und weitere unnötige Untersuchungen und Eingriffe vermeiden.

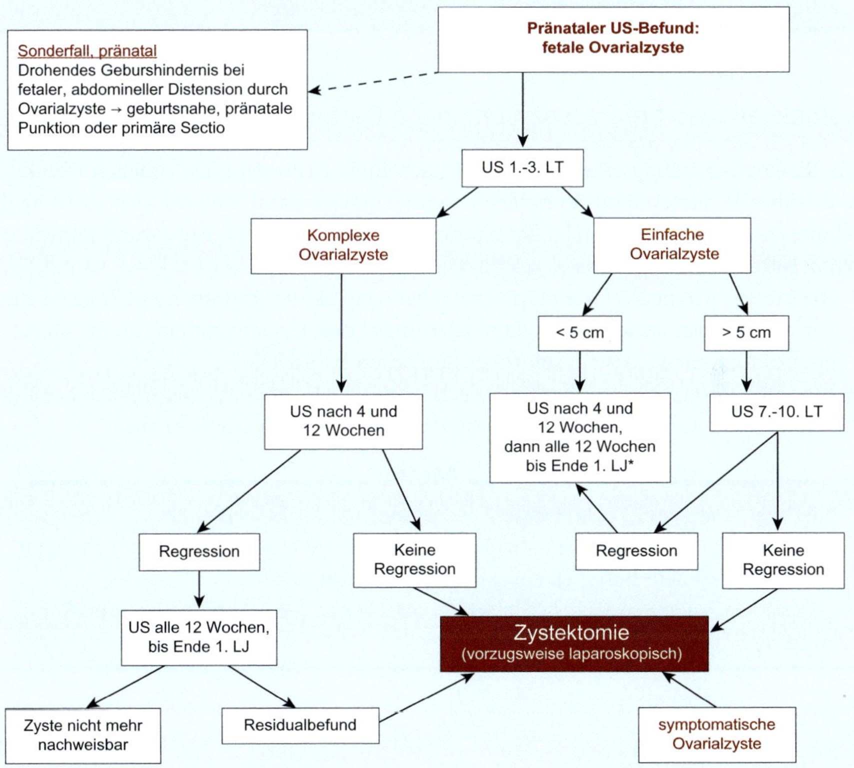

***Sonderfall, postnatal:**

1. Wenn nach dem Ende des 1. Lebensjahrs ein asymptomatischer Residualbefund einer einfachen Ovarialzyste nachzuweisen ist, kann weiter zugewartet werden. Die Ultraschallkontrollen können nun zeitlich gestreckt werden.
2. Nimmt eine einfache Ovarialsyste während des 1. Lebensjahrs an Größe zu oder tritt im Verlauf eine Sedimentation/Septierung auf, sollte eine Zystektomie durchgeführt werden.

Abb. 8.3 Vorschlag zum Management der neonatalen Ovarialzyste (nach Garten et al. 2008); US = Ultraschall; LT = Lebenstag; LJ = Lebensjahr [F705-013/V492]

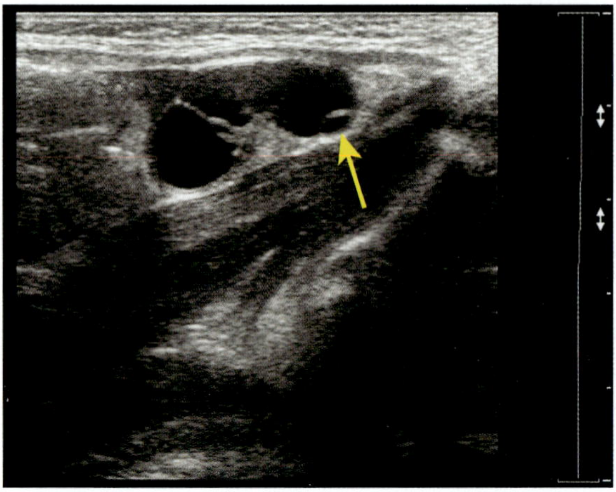

Abb. 8.4 Stimuliertes neonatales Ovar mit „Tochterzyste" (Pfeil). Die gezeigten Zysten sind heute mit den modernen Geräten darstellbar und bedürfen keiner Therapie! [P569]

Merke

Malignität ist sehr selten, aber nicht zu 100% ausgeschlossen!

Komplikationen bei Riesenzysten (nach Garten et al. 2008)

Die Risikoabschätzung einer Torsion ist nach EBM-Kriterien nicht möglich (Punktion und frühe OP bietet keine Vorteile) – wenn Torsion, dann ereignet sich diese häufig schon intrauterin. Somit erfolgt dann postnatal die Resorption („Autoovarektomie") des schon intrauterin irreversibel geschädigten Organs.

- Die extrem seltene Perforation postnatal kann ein akutes Abdomen mit Zeichen einer Peritonitis verursachen. Sie ist dann allerdings keine Ursache für ein „akutes chirurgisches Abdomen", das ein sofortiges Eingreifen erfordert!
- In weiterer Folge könnte allerdings nach Jahren die Entstehung von Adhäsionen mit Bridenileus möglich sein. Evidenzbasierte Daten liegen hierzu nicht vor.

Merke

Die Darstellung der „Tochterzysten" ist hinweisend für Follikelzysten. Differenzialdiagnostisch sind sie, vor allem bei leerer Blase (Verwechslungsgefahr der Zyste mit der Blase), von dem Bestehen einer Ureterozele abzugrenzen!

Das heißt: volle Blase, hochauflösender Schallkopf! Kein Aktionismus und Kontrolle!

KAPITEL

9 Ovarialtorsion

Das stielgedrehte Ovar imponiert in der Regel durch akut auftretende heftige Schmerzen. Oft ist die Torsion kombiniert mit Übelkeit, Erbrechen, Blässe und auch Fieber. Laborchemisch kann häufig eine (unspezifische) Leukozytose festgestellt werden. Die Ovarialtorsion stellt einen Notfall dar und bedarf der raschen sonografischen Abklärung (➤ Abb. 9.1, ➤ Abb. 9.2) und sofortiger Laparoskopie. Auch bei verzögerter Diagnose sollte immer der Versuch einer Detorsion vorgenommen werden.

Sonografischer Befund

Es findet sich:

- Ein unilateral vergrößertes Ovar mit heterogener Struktur, bei akuter Einblutung eher homogen, echoreich.
- Bedingt durch Stauung werden die Follikel als kleine (8–12 mm) Zysten in die Peripherie des Organs gedrängt, während in Zentrum des Ovars eine variable Echotextur nachweisbar ist.
- Als Spätzeichen lassen sich in den randständigen Follikeln mit hochauflösenden Schallköpfen sedimentierte Erythrozyten nachweisen (➤ Abb. 8.2).
- Eventuell lässt sich eine verdickte Tuba ovarii nachweisen (unspezifisch).
- Farbdoppler: Whirlpool- Zeichen, verminderter venöser und arterieller Flow bis hin zum Fehlen der Durchblutung. Allerdings schließt der Nachweis einer Durchblutung – im Gegensatz zur Hodentorsion beim Knaben – eine Torsion des Ovars nicht aus! Das Ovar wird über drei arterielle Gefäße versorgt.
- Freie Flüssigkeit im kleinen Becken (Spätzeichen).

Differenzialdiagnostisch ist zu denken an:

- Appendizitis
- Pelvic Inflammatory Disease
- Ovarialzyste/Ovarialtumor
- Endometriose
- Ektope Schwangerschaft

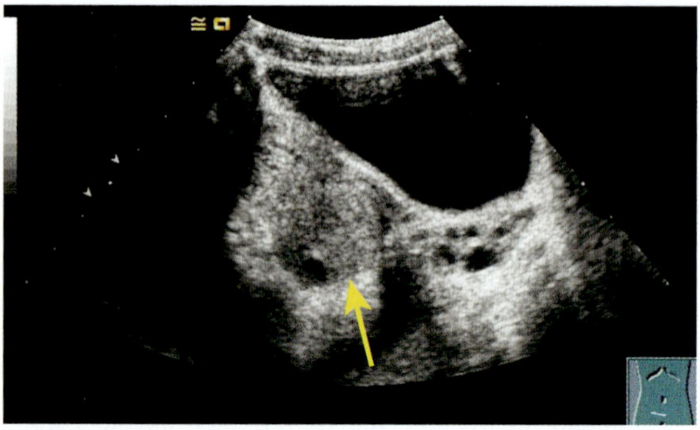

Abb. 9.1 Transversalschnitt mit Ovarialtorsion rechts (Pfeil), normales Ovar links [P569]

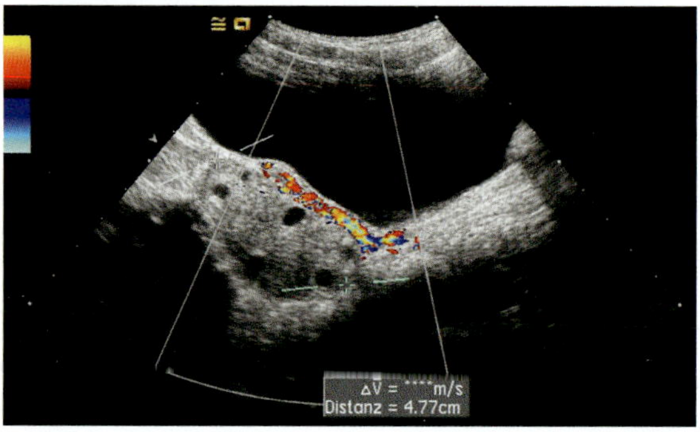

Abb. 9.2 Longitudinalschnitt – Ovarialtorsion rechts – nur randständige Durchblutung; randständige Stauungs„zysten" (gestaute Gefäße) [P569]

Eine Beurteilung der Perfusion kann bei Verdacht auf eine Torsion hilfreich sein, diese aber nicht ausschließen (s. o.). Sollte der dringende Verdacht auf eine Ovarialtorsion bestehen, ist unbedingt die Laparoskopie zu erwägen. Bei Malignitätverdacht werden zusätzlich Tumormarker (ß-hCG, AFP, CA 125, LDH und je nach Klinik Androgene, Estradiol, Inhibin B, AMH) bestimmt und gegebenenfalls weitere bildgebende Verfahren wie MRT durchgeführt.

KAPITEL

10 Tuboovarialabszess

Ein Tuboovarialabszess ist im Kindes- und Jugendalter extrem selten und setzt voraus, dass die Kohabitarche schon stattgefunden hat (Anamnese!). Eine Schwangerschaft muss ausgeschlossen werden; das sollte aber auch für einen nicht so geübten Sonografeur kein Problem darstellen. (Der Nachweis einer ebenso extrem seltenen Tubenschwangerschaft im Jugendalter bleibt unseres Ermessens erfahrenen Gynäkologinnen und Gynäkologen vorbehalten.)

Im Ultraschall imponiert die verdickte Tubenwandung (normalerweise lassen sich die Tuben auch im Jugendalter nur schwer sonografisch darstellen). Das Ovar ist – zumal im fortgeschrittenen Prozess – zunehmend inhomogen mit echoarmen Bezirken (Fluktuation?). Es findet sich ein (deutlich) vermehrter Blutfluss (➤ Abb. 10.1).

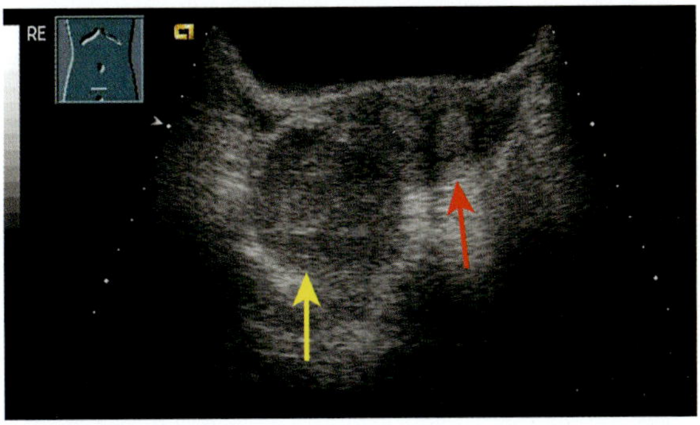

Abb. 10.1 Tuboovarialabszess (gelber Pfeil) bei Uterus bicornis (roter Pfeil) – Transversalschnitt [T1048]

KAPITEL

11 Leistenbruch

Bei Mädchen muss bei jedem Leistenbruch unbedingt an einen Ovarialprolaps gedacht und dieser ausgeschlossen werden. Sonografisch lässt sich das Ovar im Leistenkanal gut darstellen (➤ Abb. 11.1). Die Darstellung der Durchblutung (Farbdoppler) sollte unbedingt erfolgen (➤ Abb. 11.2).

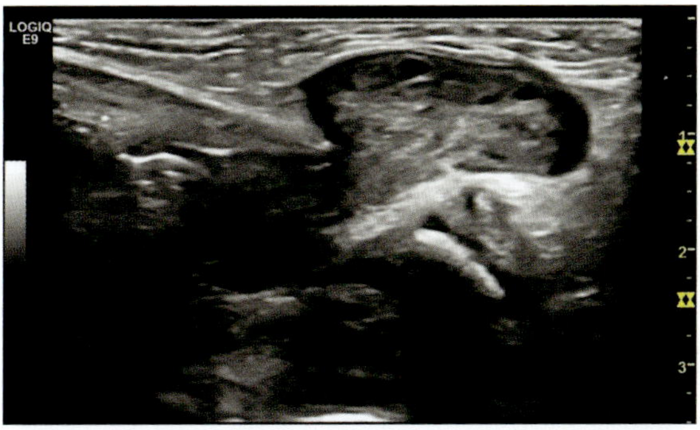

Abb. 11.1 Prolabiertes Ovar im Leistenkanal links [P569]

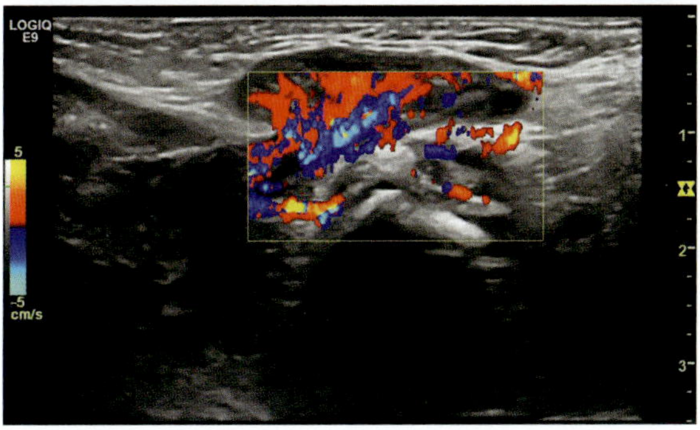

Abb. 11.2 Prolabiertes Ovar links – Darstellung der Durchblutung (Farbdoppler) [P569]

KAPITEL

12 Das Syndrom der polyzystischen Ovarien (PCOS)

Das PCOS tritt mit einer Inzidenz von circa 4–12% bei Frauen im gebärfähigen Alter in Europa auf. Es handelt sich um eine komplexe endokrinologische Erkrankung mit Bedeutung für die spätere Fertilität. Synonyme sind (zitiert nach Geisthövel et al. 2008):

- „Stein-Leventhal-Syndrom" (benannt nach den Autoren, die als eine der Ersten das Syndrom beschrieben haben)
- „Polyzystisches oder multizystisches Ovar" (beachte: „poly" = viel, griechisch; „multi" = viel, lateinisch; d. h. „poly" und „multi" sind semantisch identisch; eine funktionelle Unterschiedlichkeit der Ovarien aus diesen Präfixen herausarbeiten zu wollen, entzieht sich der Logik)
- „Polyzystisches Ovar-Syndrom (PCOS)"
- „Polycystic Ovary Disease (PCOD)" (angloamerikanisch für PCOS)

Das PCOS gehört zu den funktionellen Androgenisierungsstörungen mit Störformen und Krankheitsbildern, die eine immense Heterogenität mit mehr kosmetischen Abweichungen einerseits und mit komplexen Erkrankungen andererseits aufweisen. Dazu gehört ein erhöhtes Risiko für die Entwicklung eines metabolischen Syndroms, eines Diabetes mellitus Typ II, kardiovaskulärer Erkrankungen und eines Endometriumkarzinoms.

Die Definition für das Vorliegen eines PCO-Syndroms erfolgt nach dem Consensus von Rotterdam (2003) durch das Vorliegen von 2 der 3 folgenden Kriterien:

1. Polyzystische Ovarien
2. Oligo-/Anovulation
3. Klinische/biochemische Hyperandrogenämie

Hier wird einzig auf die sonografische Besonderheit der Ovarien eingegangen. Dabei kommt der (vaginal)sonografischen Bewertung der Ovarien eine besondere Bedeutung zur Klassifikation, aber auch zur Beurteilung der ovariellen Funktionsreserve zu (Geisthövel et al. 2008). Dies würde aber die sonografische Kompetenz des kinder-und jugendgynäkologischen Pädiaters überfordern und bleibt endokrinologisch/sonografisch tätigen gynäkologischen Spezialisten vorbehalten.

Hingegen gelingt es gut, die sonografischen Charakteristika der Ovarien zu beschreiben und in den Zusammenhang mit dem klinischen Bild zu stellen. Damit ergibt sich ein Verdacht, der weiterer gezielter endokrinologischer und gynäkologischer Abklärung – zumal bei weitreichenden Konsequenzen – bedarf.

Die Ovarien beim PCOS sind:

- Groß, ovalär bis rund
- Mit zahlreichen randständigen kleinen Zysten (Follikel)
- Größere Follikel sind in der Regel kaum oder nicht vorhanden (➤ Abb. 12.1 und ➤ Abb. 12.2)

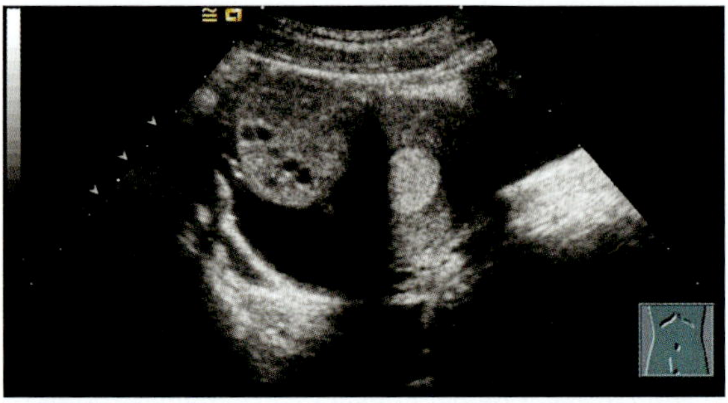

Abb. 12.1 Patientin mit PCO-Syndrom – Longitudinalschnitt rechts [P569]

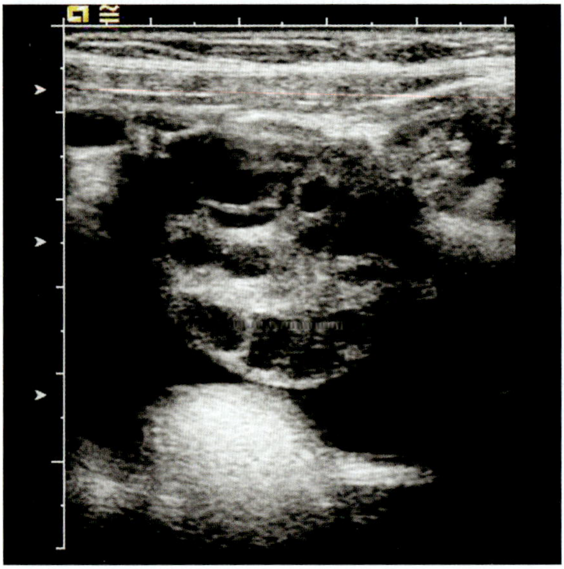

Abb. 12.2 Patientin mit PCO-Syndrom – Transversalschnitt [P569]

Bei der **Differenzialdiagnose** der hyperandrogenämischen sekundären Amenorrhoe ist zu denken an:

- PCO-Syndrom
- Ovarialtumoren
- Ovarialhypoplasie
- Erworbenes adrenogenitales Syndrom („Late“ oder „Adult Onset AGS“)

Das PCO-Syndrom spielt dabei die größte Rolle.

KAPITEL

13 Störungen der Pubertätsentwicklung

13.1 Pubertas praecox/Pseudopubertas praecox/ McCune-Albright-Syndrom

Das sonografische Bild des inneren weiblichen Genitale unterscheidet sich bei der Pubertas praecox vera nicht von dem der Pubertätsentwicklung. Allerdings lässt das Alter der Patientin noch keine Pubertätsentwicklung erwarten.

Bei der Pseudopubertas praecox verhält sich der Uterus – neben dem pubertätsfernen Alter – wie bei der normalen pubertären Entwicklung. Allerdings lässt sich eine einseitige hormonproduzierende Ovarialzyste nachweisen, während das kontralaterale Ovar ein nicht stimuliertes präpubertäres sonografisches Bild aufweist (➤ Abb. 13.1).

Die Sonografie nimmt eine Schlüsselstellung bei der Diagnostik verfrühter Pubertätszeichen bei Mädchen ein.

Dies betrifft sowohl die prämature Thelarche, die prämature Pubarche als auch die Pseudopubertas praecox und die Pubertas praecox vera. Dabei geht es prinzipiell immer um die Frage der Übereinstimmung des Alters und der phänotypischen Ausprägung mit dem sonografischen Befund des inneren weiblichen Genitales (Uterus und Ovarien).

So finden sich bei der prämaturen Thelarche und Pubarche immer ein infantiler Uterus und beidseits nicht stimulierte Ovarien in hormoneller Ruhephase (Mohnike und Richter-Unruh 2013).

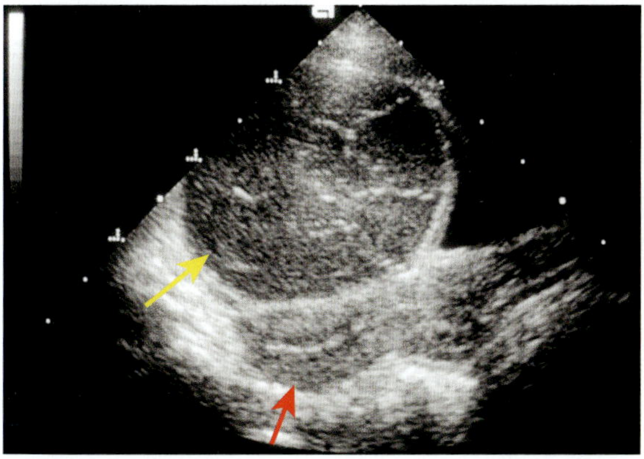

Abb. 13.1 Patientin mit Pseudopubertas praecox bei hormonaktiver Ovarialzyste (Ovarialzyste = gelber Pfeil und Uterus Tanner 2–3 = roter Pfeil) – Longitudinalschnitt [P569]

KAPITEL

14 Vaginale Fremdkörper

Die Suche nach vermuteten vaginalen Fremdkörpern sollte heute standardmäßig sonografisch durchgeführt werden. Die meisten Fremdkörper liegen im vorderen Drittel der Vagina und lassen sich problemlos auch durch Traktion an den großen Labien bei Knie-Ellenbogen-Position der Patientin einsehen, so das Kleinkind – und meist handelt es sich um solche – „mitspielt". Die Domäne der Sonografie ist hingegen der tiefsitzende Fremdkörper, der meist durch blutig-fötiden Fluor imponiert. Kleine Mädchen führen sich Fremdkörper eher spielerisch motiviert ein. Dabei ist von Münzfunden bis zu Steinen alles als Fundstück möglich (➤ Abb. 14.1, ➤ Abb. 14.2, ➤ Abb. 14.3, ➤ Abb. 14.4, ➤ Abb. 14.5).

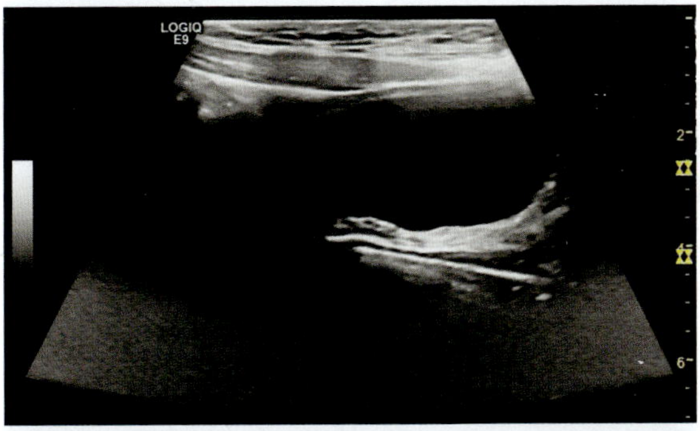

Abb. 14.1 Haarspange in der Vagina (Longitudinalschnitt) [P569]

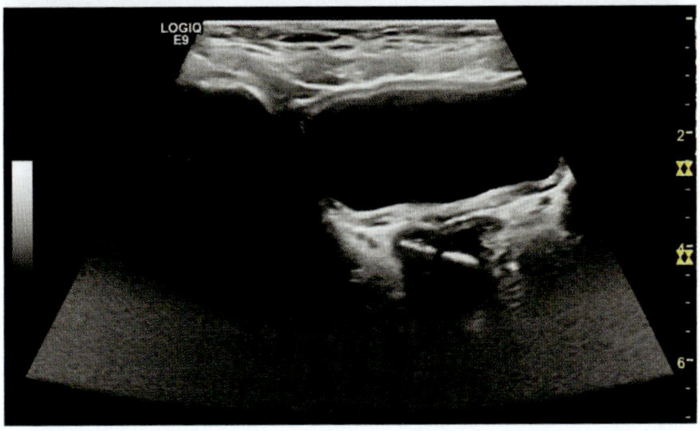

Abb. 14.2 Haarspange in der Vagina (Transversalschnitt) [P569]

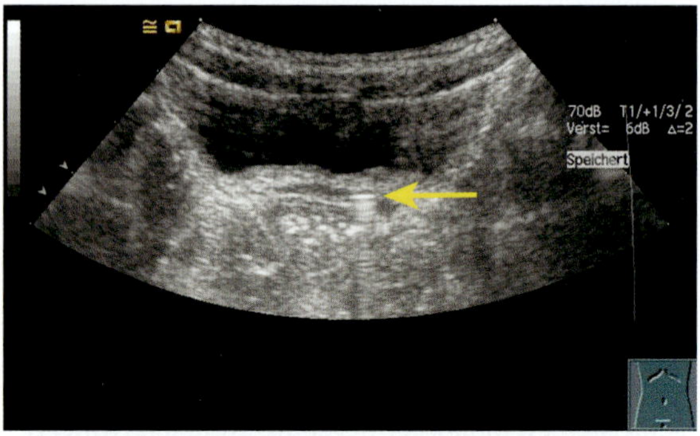

Abb. 14.3 Vaginaler Fremdkörper (Transversalschnitt) – Zungenpiercing der Mutter, sic! (Pfeil) – dorsales Reverberationsecho = „Kometenschweif" (bei Metall- oder Glasfremdkörpern) [P569]

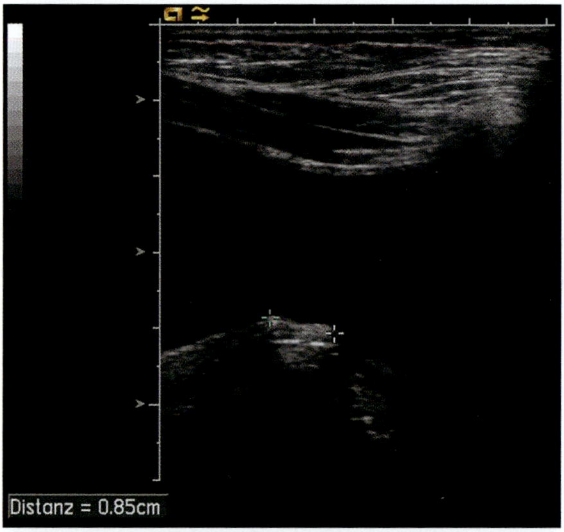

Abb. 14.4 Barbie-Schuh (Transversalschnitt) [P569]

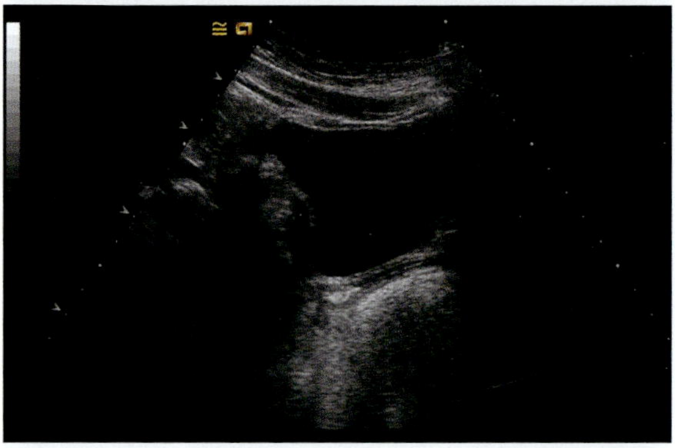

Abb. 14.5 Stein vor der Portio (Longitudinalschnitt) – der Stein war ein flacher, polierter Zierstein → Kometenschweif (wie bei Metall) und **keine** Schallauslöschung [P569]

Auch chemische Verhütungsmittel (Schaumzäpfchen) lassen sich intravaginal sonografisch darstellen (➤ Abb. 14.6, ➤ Abb. 14.7). (Ein Gespräch über suffizientere Methoden zur Empfängnisverhütung sollte unbedingt im Anschluss erfolgen.)

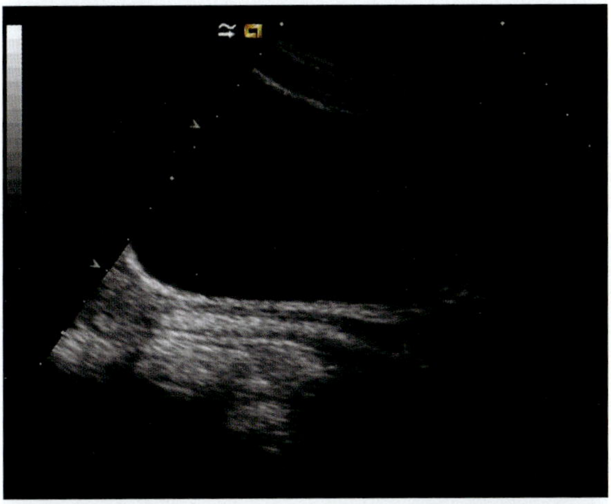

Abb. 14.6 Z. n. Vaginalzäpfchen (Longitudinalschnitt) [P569]

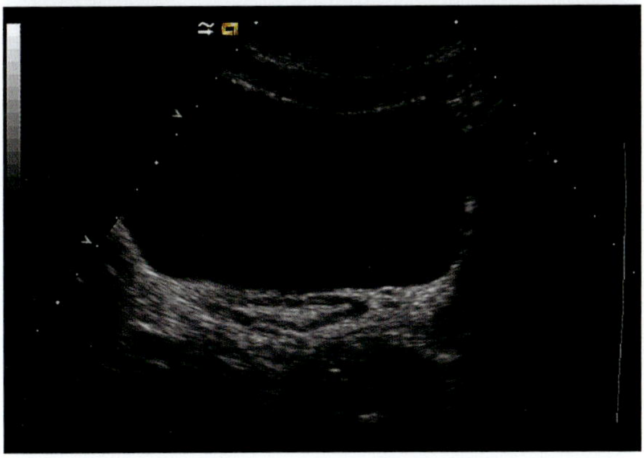

Abb. 14.7 Z. n. Vaginalzäpfchen (Transversalschnitt) [P569]

Zunehmend häufiger benutzen junge Frauen eine Menstruationskappe (auch Menstruationstasse oder Menstruationscup genannt). Auch diese lässt sich unschwer mithilfe der Sonografie intravaginal darstellen (➤ Abb. 14.8, ➤ Abb. 14.9, ➤ Abb. 14.10).

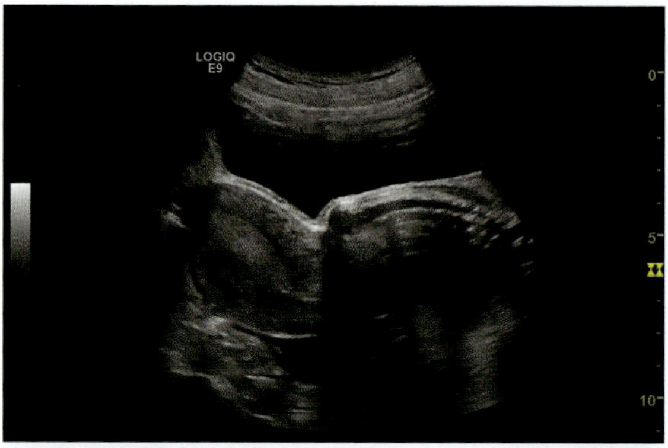

Abb. 14.8 Menstruationskappe (Longitudinalschnitt) [P569]

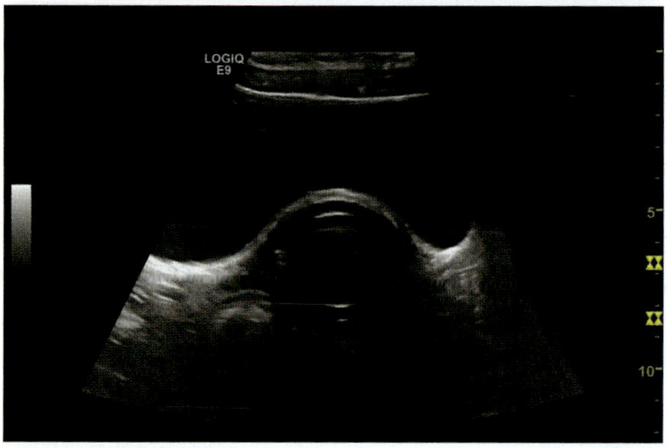

Abb. 14.9 Menstruationskappe (Transversalschnitt) [P569]

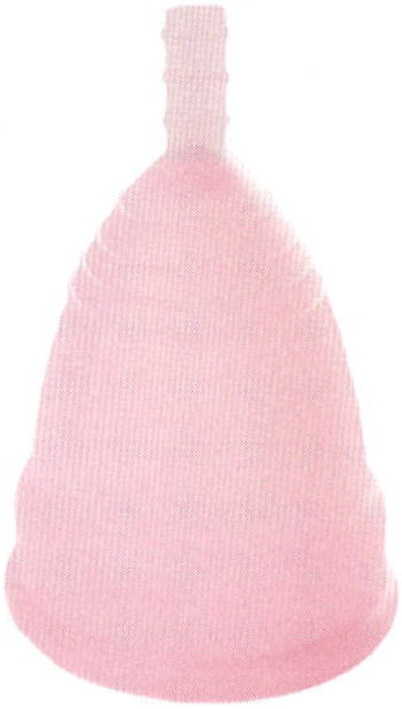

Abb. 14.10 Modell einer Menstruationskappe [J787]

Ein zur Empfängnisverhütung in den Uterus eingesetztes Intrauterinpessar, kurz IUP genannt („Spirale"), lässt sich unschwer bezüglich seiner Lage sonografisch kontrollieren (➢ Abb. 14.11).

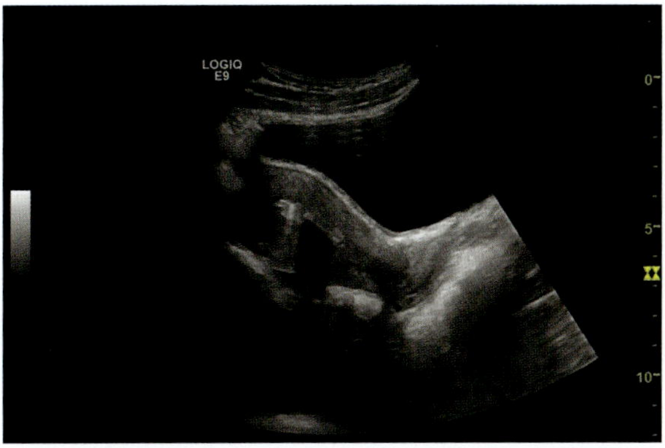

Abb. 14.11 IUP (Longitudinalschnitt) – mit etwas Fantasie lässt sich sogar die T-förmige Gestalt erahnen. [P569]

Merke

Vaginale Fremdkörper befinden sich meist im vorderen Drittel der Vagina und können schon durch Traktion der großen Labien und damit Sicht in den vorderen Anteil der Vagina entdeckt werden. Auffällig ist meist ein blutiger fötider Fluor. Für tiefer liegende Fremdkörper ist die Sonografie die Untersuchungsmethode der Wahl.

Auch hier gilt: Hochauflösende Schallköpfe verwenden; das Wissen über die Physik der Schallwellen ist enorm hilfreich!

KAPITEL

15 Sarcoma botryoides/ embryonales Rhabdomyosarkom

Maligne Tumoren der Vagina sind sehr selten. Meist handelt es sich dann um ein Sarcoma botryoides. Dieser Tumor macht circa 3,5% der Rhabdomyosarkome im Kindesalter aus. Vorzugsweise ist die Entstehung an der Vulva – selten in der Vagina. Am häufigsten findet er sich während der ersten zwei Lebensjahre und im Jugendalter, wobei dann häufiger die Zervix oder der Uterus betroffen sind. Auffallend ist ein fötider Fluor, blutig und mit Gewebsbröckeln. Aus der Vagina ragende traubenförmige Tumormassen kommen vor. Der Tumor reagiert sehr gut auf die Chemotherapie. Das ermöglicht zumeist eine mehr oder weniger organerhaltende operative Therapie.

Sonografisch ist die Vagina ausgefüllt mit einer heterogenen Raumforderung mittlerer Echogenität. Die Heterogenität ist den zystischen Formationen geschuldet, die nekrotische Bezirke darstellen (➤ Abb. 15.1, ➤ Abb. 15.2).

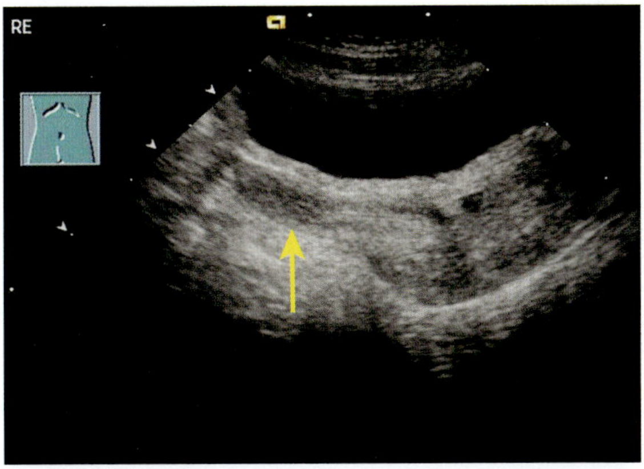

Abb. 15.1 Sarcoma botryoides (Pfeil – präpubertärer Uterus) – Longitudinalschnitt [T1048]

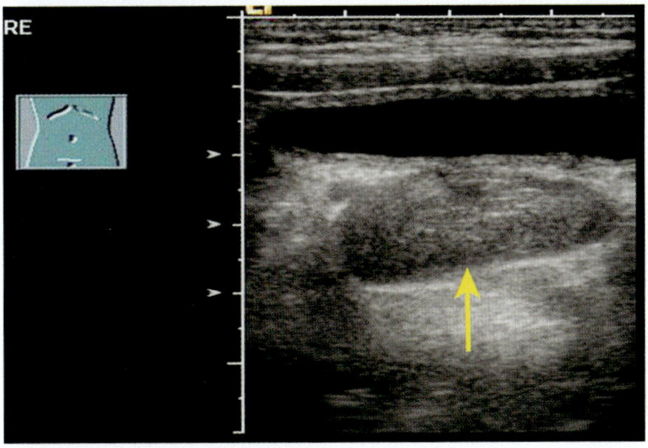

Abb. 15.2 Sarcoma botryoides (Pfeil – Tumor in der Vagina) – Transversalschnitt [T1048]

KAPITEL

16 Frühschwangerschaft

Die Diagnose einer (Früh-)Schwangerschaft beim Kind oder einer jungen Teenagerin gehört sicher nicht zu den täglichen sonografischen Befunden. Es wäre allerdings nicht das erste Mal, dass unklare Bauchschmerzen zu dieser Diagnose leiten (➤ Abb. 16.1, ➤ Abb. 16.2).

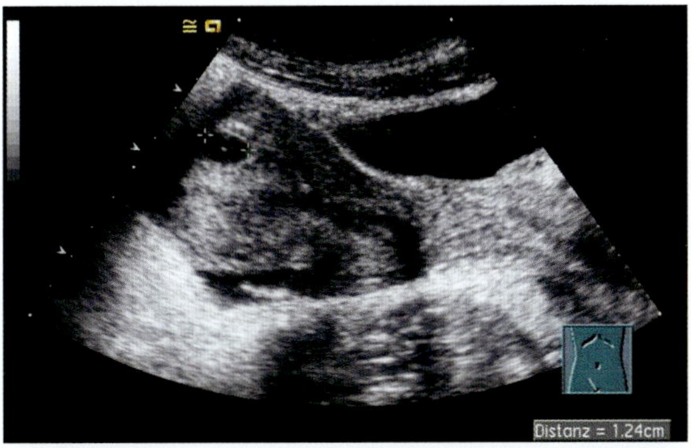

Abb. 16.1 Frühschwangerschaft bei einem 15-jährigen Mädchen [P569]

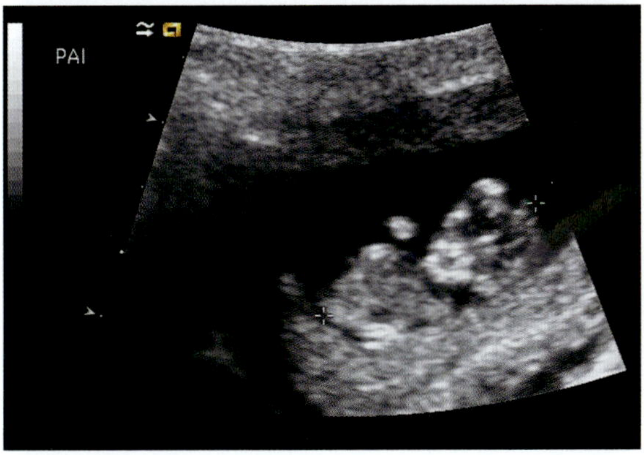

Abb. 16.2 Bei dieser 16-Jährigen sollte die Diagnose kein Problem sein … [P569]

KAPITEL

17 Gartner-Zyste (Synonym: Gartner-Gang-Zyste)

Gartner-Zysten sind Zysten der Vaginalwand, die sich aus dem Gewebe des Gartner-Gangs, einem Relikt des Ductus mesonephricus (Wolff-Gang), bilden. Sie kommen bei etwa 1–2% aller Frauen vor und sind meist im anterolateralen Bereich der oberen zwei Drittel der Vagina lokalisiert. Das Alter spielt bei der Entstehung keine Rolle. Da die Zysten nur selten Beschwerden verursachen, werden sie häufig nicht erkannt. Wenn Symptome bestehen, sind sie abhängig von der Größe der Zyste und in der Regel unspezifisch. Die Patientinnen ertasten eventuell eine Vorwölbung in der Vaginalwand. Beim Geschlechtsverkehr kann es zu Schmerzen kommen (Dyspareunie). Eine Behandlung ist nicht zwingend erforderlich. In vielen Fällen kommt es zur spontanen Rückbildung. Bei Beschwerden kann eine Punktion oder vollständige operative Entfernung die Methode der Wahl sein (http://symptomat.de/Gartner-Zyste).

Sonografisch findet sich in der Vaginalwand im oberen zwei Drittel der Vagina eine rundliche zystische Raumforderung ohne Binnenechos (➤ Abb. 17.1, ➤ Abb. 17.2)

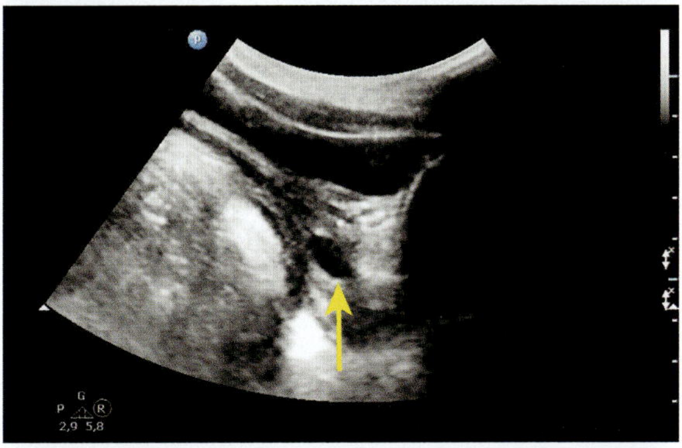

Abb. 17.1 Longitudinalschnitt – zystische Raumforderung in der Vaginalwand (Pfeil) [P569]

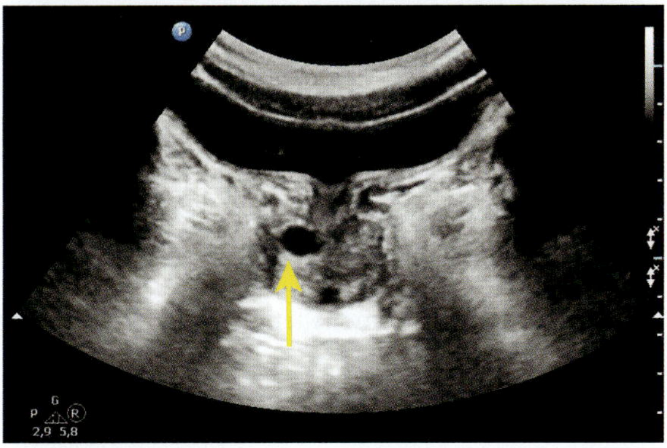

Abb. 17.2 Transversalschnitt – zystische Raumforderung in der Vaginalwand (Pfeil) [P569]

Transsexualität/Transidentität

Der besondere Fall

Patient „Erich"

Erich (Name geändert), 17 Jahre, kommt mit „Bauchweh" in die Sprechstunde. Initiales Labor und Urinuntersuchung: Normalbefund.

Vorschlag: Sonografie des Abdomens. *„OK, wenn es denn unbedingt sein muss."*

Befund: ➤ Abb. 17.3

Dies unterstreicht wieder einmal, dass bei allen unklaren Bauchschmerzen die klinische Untersuchung des Genitale unbedingt mit dazu gehört. Ob Erich dies zugelassen hätte, ist eine andere Frage.

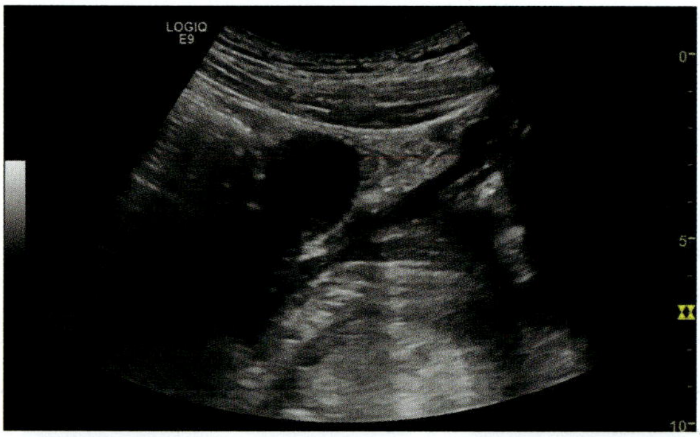

Abb. 17.3 Longitudinalschnitt Unterbauch bei leerer Blase – reifer Uterus Tanner-Stadium 5; Diagnose: Transsexualität/Transidentität [P569]

„Aus medizinischer Sicht ist Transsexualität – gemäß der Internationalen Klassifizierung von Krankheiten (ICD-10) – eine Geschlechtsidentitätsstörung, nach neuer Definition auch Geschlechtsdysphorie genannt. Sie liegt vor, wenn sich ein Mensch ‚konstant und dauerhaft psychisch vollständig mit dem Gegengeschlecht identifiziert'."

www.trans-infos.de/transsexualitaet-transidentitaet/definition-ist-transsexualitaet-transidentitaet/ (letzter Zugriff: 31.5.2019)

Die Weltgesundheitsorganisation (WHO) hat jetzt die Klassifikation von Transsexualität geändert. In der neuen Version der International Classification of Diseases (ICD), der ICD-11, wird Transsexualität unter dem Überbegriff „sexueller Gesundheitszustand" („Sexual Health Condition") geführt und als „Geschlechtsinkongruenz" bezeichnet.

Bislang galt Transsexualität der WHO zufolge als „Störung der Geschlechtsidentität" und wurde zu den „psychischen und Verhaltensstörungen" gezählt. Die ICD-11 wird voraussichtlich im Jahr 2022 in Kraft treten.

Bei Transsexualität besteht:

1. der Wunsch, im anderen Geschlecht zu leben,
2. das Gefühl des Unbehagens oder der Nichtzugehörigkeit zum eigenen Geschlecht sowie
3. der Wunsch nach hormoneller und chirurgischer (gegengeschlechtlicher) Behandlung.

Fazit für die Praxis

„Bei der Diagnostik und Therapie von GIS/GD im Jugendalter sind entwicklungspsychiatrische, psychodynamische und familiär-systemische Aspekte angemessen zu berücksichtigen und komorbide Störungen sorgfältig abzuklären. Zuständig ist der fallführende Kinder- und Jugendpsychiater, der über eine ausreichende sexualmedizinische Expertise verfügen muss. Jede Indikation zur Einleitung einer hormonellen Behandlung sollte interdisziplinär und immer erst nach mindestens einjähriger, psychotherapeutisch begleiteter Alltagserprobung gestellt werden. Die Verantwortung, einen völlig gesunden jugendlichen Körper einer tiefgreifenden medizinischen Intervention mit irreversiblen Folgen zu unterziehen, ist groß – wenngleich das Dilemma falsch getroffener Entscheidungen in beide Richtungen besteht, ist aus medizinethischen Überlegungen im Zweifelsfall dem Grundsatz primum non nocere in seiner ursprünglichen Bedeutung für die Risikoabwägung von Interventionen zu folgen."

Korte et al. 2014

KAPITEL

18 Zusammenfassung

Die sonografische Untersuchung des inneren weiblichen Genitales ist für kinder- und jugendgynäkologisch interessierte und/oder spezialisierte Ärztinnen und Ärzte ein unverzichtbares Werkzeug. Mit etwas Übung lassen sich Befunde erheben und einordnen, die richtungweisend für die weitere Diagnostik verwenden werden können. Damit können häufig unnötige, schmerzhafte und teure weitere Untersuchungen eingespart werden. Das vorliegende Manual soll hier Einblicke und Hilfen in die sonografische Beurteilung und Vorgehensweise vermitteln.

Wie bei allen sonografischen Untersuchungen ist zu fordern:

- Es sollte unbedingt auf die sonografischen Standards in Darstellung und Beurteilung geachtet werden.
- Eine profunde Kenntnis der Ultraschalltechnik und klinischen Bildgebung muss erlernt werden.
- Nur ein gutes Bild ist der Grundstein für weitere Schlussfolgerungen.

LITERATUR

Bernier D. Polycystic ovary syndrome: pathogenesis, health consequences, and treatment of PCOS in relation to insulin resistance. Honors Theses. Paper 3. Durham: University of New Hampshire Scholars' Repository; 2012.

Bryant E. Ovarian cysts and tumors in children and adolescents. O&G Forum 2018; 28: 17–20.

de Vries ALC, Cohen-Kettenis PT, Delemarre-Van de Waal H. Caring for transgender adolescents in BC: suggested guidelines. Clinical Management of Gender Dysphoria in Adolescents. Vancouver Coastal Health, Transcend Transgender Support & Education Society, and the Canadian Rainbow Health Coalition. 2006. Aus: https://www.amsa.org/wp-content/uploads/2015/04/CaringForTransgenderAdolescents.pdf (letzter Zugriff: 31.5.2019).

Deeg KH, Hofmann V, Hoyer PF. Ultraschalldiagnostik in Pädiatrie und Kinderchirurgie. 5. A. Stuttgart: Thieme; 2018.

Deutsche Gesellschaft für Gynäkologie und Geburtshilfe e.V. Störungen der sexuellen Differenzierung. AWMF-Registernummer 043/029 2006. Aus: http://kastrationsspital.ch/public/DGG-Leitlinie-g_02_07_05_stoerungen_sexuellen_differenzierung.pdf (letzter Zugriff: 31.5.2019).

Garten L, Schmid O, Degenhardt P. Neonatale Ovarialzysten. Diagnostisches und therapeutisches Management. Monatsschr Kinderheilkd 2008; 156: 677–682.

Geibel D, Rimbach S. Uterine Fehlbildungen. AP Gynäkologie 2013; 2: 16–21.

Geisthövel F, Wacker A, Wetzka B. Funktionelle Androgenisierung des peri- und postpuberalen Mädchens sowie der Frau. J Reproduktionsmed Endokrinol 2008; 5 (1): 21–38.

Gillam LH, Hewitt JK, Warne GL. Ethical principles for the management of infants with disorders of sex development. Horm Res Paediatr 2010; 74 (6): 412–418.

Grab D, Merz E, Prömpeler E et al. Standards zur gynäkologischen Sonografie. Ultraschall in Med 2011; 32: 415–417.

Hasenau Al, Heemann U, Stock K. Zwei Fälle eines Uterus bicornis – Was haben sie gemeinsam? Ultraschall in Med 2012; 33: A602.

Hofmann V, Deeg KH, Hoyer PF. Ultraschalldiagnostik in Pädiatrie und Kinderchirurgie. Stuttgart: Thieme; 2005.

Hohl K. Klinische Bedeutung der Müllerschen Fehlbildungen. Frauenheilkunde aktuell 2009; 18 (1): 4–16.

Holterhus PM Grundlagen und Klinik der Störungen der Geschlechtsentwicklung. Monatsschr Kinderheilkd 2008; 156: 217–225.

Deutsche Gesellschaft für Urologie (DGU) e.V., Deutsche Gesellschaft für Kinderchirurgie (DGKCH) e.V., Deutsche Gesellschaft für Kinderendokrinologie und -diabetologie (DGKED) e.V. S2k-Leitlinie Varianten der Geschlechtsentwicklung. 2016. Aus: www.awmf.org/uploads/tx_szleitlinien/174-001l_S2k_Geschlechtsentwicklung-Varianten_2016-08_01.pdf (letzter Zugriff: 31.5.2019).

Hughes IA, Houk C, Ahmed SF, Lee PA; LWPES Consensus Group; ESPE Consensus Group: Consensus statement on management of intersex disorders. Arch Dis Child 2006; 20 (91): 554–563.

Imboden S, Müller M, Raio L, Mueller MD, Tutschek B. Clinical significance of 3D ultrasound compared to MRI in uterine malformations. Ultraschall in Med 2014; 35: 440–444.

Jürgensen M, Hiort O, Thyen U. Kinder und Jugendliche mit Störungen der Geschlechtsentwicklung. Psychosexuelle und -soziale Entwicklung und Herausforderungen bei der Versorgung. Monatsschr Kinderheilkd 2008; 156: 226–233.

Knafel A, Banas T, Nocun A et al. The prospektive externe Validierung der „International Ovarian Tumor Analysis (IOTA) Simple Rules" durch Level I und II Untersucher. Ultraschall in Med 2016; 37: 516–523.

Korte A, Beier K, Vukorepa J, Mersmann M, Albiez V. Heterogenität von Geschlechtsidentitätsstörungen bei Jugendlichen: Zur differenziellen Bedeutung der psychiatrischen Komorbidität und individuellen Psychodynamik. Prax Kinderpsychol Kinderpsychiat 2014; 63: 541–559.

Lara-Torre E. Ovarian neoplasms in children. J Pediatr Adolesc Gynecol 2002; 13: 47–52.

Deutsche Gesellschaft für Gynäkologie und Geburtshilfe (DGGG). S1-Leitlinie Weibliche genitale Fehlbildungen. AWMF Register Nr.015/052. 2010. Aus: https://www.awmf.org/uploads/tx_szleitlinien/015-052l_S1_Weibliche_genitale_Fehlbildungen_2010_abgelaufen_01.pdf (letzter Zugriff: 31.5.2019).

Mohnike K, Richter-Unruh A. Handlungsempfehlung nach der Leitlinie Pubertas praecox. Monatsschr Kinderheilkd 2013; 161: 153–154.

Oppelt PG, Dörr HG. Kinder- und Jugendgynäkologie. Stuttgart: Thieme; 2015.

Rosenthal S. Über die kombinierten Nieren-Uterusmissbildungen. Dissertation. Heidelberg; 1913.

Schindler AE. Ovarialzysten – Diagnostik und Therapie. Frauenarzt 2005; 46 (2): 132–134.

Schweizerische Gesellschaft für Ultraschall in der Medizin, Sektion Gynäkologie und Geburtshilfe (SGUMGG). Empfehlung zur Ultraschalldiagnostik in der Gynäkologie. 2012. Aus: https://www.geburtshilfe.usz.ch/fachwissen/Documents/ultraschall-empf.pdf (letzter Zugriff: 31.5.2019).

Stier B, Weissenrieder N. Jugendmedizin – Gesundheit und Gesellschaft. Heidelberg: Springer; 2006.

Stier B, Weissenrieder N, Schwab KO. Jugendmedizin. 2. A. Heidelberg: Springer; 2018.

Sydlik C Ermer U, Odenwald B, Schmidt H. Neugeborenes mit intersexuellem Genitale bei unauffälligem Neugeborenenscreening. Monatsschr Kinderheilkd 2017; 165: 102–106.

The Rotterdam ESHRE/ASRM-sponsored PCOS Consensus Workshop Group. Revised 2003 consensus on diagnostic criteria and longterm health risks related to polycystic ovary syndrome (PCOS). Human Reproduction 2004; 19 (1): 41–47.

Weissenrieder N. Kinder- und Jugendgynäkologie für die pädiatrische Praxis. Heidelberg: Springer; 2018.

Wünsch L, Wessel L. Chirurgische Strategien bei Störungen der Geschlechtsentwicklung. Monatsschr Kinderheilkd 2008; 156: 234–240.

Register